はじめよう！看護学生ファーストブック

看護のための 国語 計算 理科

著
合同会社Nゼミ
代表・講師 太田浩史
Ota Hirofumi

講義動画付き

Gakken

はじめに

　この本を手に取られたみなさんは，これから，看護を学び，看護師として患者さんのために活躍していこうと，強く決意されていることと想像します．

　しかし，せっかく看護学校に入学したのに，「いまさら国語・計算・理科の復習？モチベーション下がる〜」などと思う方もいるのではないでしょうか．

　前もってお伝えしておくと，ここでみなさんに学習していただく内容は，**国語・計算・理科の復習ではありません．みなさんがこれから看護を学ぶうえで，とても大切で，本当に必要な知識や考え方のみを，一緒に振り返って確認するための本**です．

　「わかっているような，わかっていないような…」というあやふやな状態のまま，授業が進んでしまうと，あとになって学ぶことが多くなり，逆に大変になります．

　看護の授業が始まる前のこの時間をムダにしないよう，この本で一緒に確認したことを，しっかりとマスターしていきましょう．

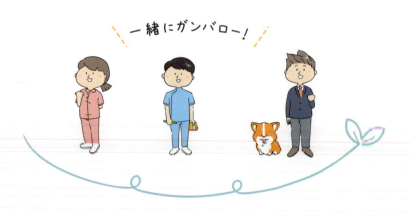

看護師になるためには，厚生労働省が行う"国家試験"に合格する必要があります．

では実際にどのような問題が出されているか，見たことはありますか？次のような問題が出題がされています．

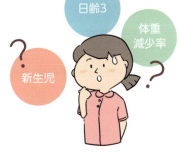

【2022年看護師国家試験に出題された問題】
出生体重3,100gの新生児．日齢3の体重は3,000gである．このときの体重減少率を求めよ．ただし，小数点以下第2位を四捨五入すること．

内容は看護学校で学ぶことですが，文章じたいが，ふだんの生活ではあまり使わないような言葉でつくられていますよね．それをふだんの言葉づかいに言い換えると，

"ある赤ちゃんの生まれたときの体重が3,100gで，生後3日目の体重が3,000gでした．何パーセント体重が減っていますか？ 小数点以下第2位以下は四捨五入しなさい"

…という意味です．どうでしょう，解けますか？
解答する場合，以下のような考え方と計算が必要になります．

- 生まれてから100g体重が減っている ------▶ 3,100−3,000=100
- 減った100gは体重の何パーセントにあたるか？ ------▶ 100÷3,100=0.03225…
- 百分率の計算をしたので100を掛ける ------▶ 0.3225…×100=3.225…
- 小数点第2位を四捨五入する ------▶ 3.2

答えは，3.2%の体重が減っています．

　一見，難しそうに見えた方もいるかもしれませんが，小学校の算数で習った百分率（パーセント）の計算がわかっていれば解ける問題です．ですが，百分率の計算法とともに，下線部を間違えずに考えることが大切なのです．看護で必要になる計算は，そういうものが多いです．
　百分率？なんだっけ？という方も，心配はいりませんよ．この本を読み進めていけば，わかるようになります．さぁ，それでは，let's Start!!

もくじ 🌱

1章 国語

◎1. 文章を理解するうえで重要となる語彙力を強化しよう……8
1) 人体の構造と機能(解剖生理学)で頻出する言葉 …9
2) 漢字から推測する身体部位…………………… 10
3) 病気を理解するときに必要となる言葉 ………… 11
4) 看護の授業・実習で頻出する言葉 …………… 13

◎2. 文章を理解するうえで重要となる接続詞を理解しよう …… 14
1) 順接の接続詞 ……………………………… 15
2) 逆接の接続詞 ……………………………… 16
3) 言い換えの接続詞 ………………………… 17
4) 並列・追加の接続詞 ……………………… 18
5) 対比・選択の接続詞 ……………………… 19

◎3. 文章を要約して理解する力を強化しよう ……… 20
1) "ももたろう"を要約してみよう ……………… 21
2) "白血病"の病理を要約してみよう …………… 22

◎4. フレームワークを活用して書く・伝える力を補おう …… 26
1) YWT法 …………………………………… 26
2) PREP法 ………………………………… 28

2章 計算

◎1. 小数を含む計算を確認しよう ………………… 35
1) 小数を含む値の「足し算」と「引き算」………… 35
2) 小数を含む値の「掛け算」………………… 36
3) 小数を含む値の「割り算」………………… 38

◎2. 小数点以下の数字と四捨五入を確認しよう … 41
1) 小数点以下第〇位とは …………………… 41
2) 四捨五入とは ……………………………… 41
3) "小数点以下第〇位"を四捨五入とは ……… 41

◎3. 単位について確認しよう ……………………… 42
1) 単位の基本ルール ………………………… 42
2) 単位変換の行い方 ………………………… 43
3) 時間の変換の行い方 ……………………… 45

◎4. 百分率(パーセント)・割合について確認しよう …… 46
1) 百分率(パーセント)・割合の概念 ………… 46
2) 百分率(パーセント)と小数の関係 ………… 47
3) 百分率(パーセント)・割合の求め方 ……… 47

◎5. 濃度について確認しよう ……………………… 52
1) 濃度とは何か? …………………………… 52
2) 濃度(パーセント濃度)の求め方 ………… 53
3) パーセント濃度から,溶けている物質の量(g)を求める… 53

◎6. 速さ・時間・道のりについて確認しよう ……… 57
1) 「速さ」の表し方 …………………………… 57
2) 「速さ」の求め方 …………………………… 58
3) 「時間」の求め方 …………………………… 58
4) 道のり(量)の求め方 …………………… 59

◎7. 比例式(比の計算)について確認しよう ……… 62
1) 比例式の立て方 …………………………… 62
2) 比例式の計算の仕方 ……………………… 62

3章 理科

◎1. 化学について理解を深めよう ………………… 67
1) 物質の表し方 ……………………………… 67
2) pH(水素イオン濃度) ……………………… 68
3) 大気中の物質(酸素濃度) ……………… 71

◎2. 物理現象について理解を深めよう …………… 72
1) 拡散と浸透 ………………………………… 72
2) 陽圧と陰圧 ………………………………… 75
3) てこの原理 ………………………………… 76

◎3. 生物(ヒトの身体のしくみ)を確認しよう ……… 78
1) 生物の細胞 ………………………………… 78
2) 循環器系 …………………………………… 80
3) 呼吸器系 …………………………………… 84
4) 血液 ………………………………………… 85
5) 消化器系 …………………………………… 86
6) 腎臓 ………………………………………… 89

付録 社会

◎基本的人権について確認しよう ………………… 93
◎社会保障制度について考えてみよう …………… 96
◎少子高齢化社会について考えてみよう ………… 99

◇ 表紙・カバー・本文デザイン・イラスト　清野 翼
◇ DTP　株式会社 創英

第 1 章

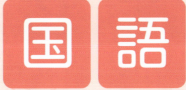

1. 文章を理解するうえで重要となる語彙力を強化しよう

2. 文章を理解するうえで重要となる接続詞を理解しよう

3. レポート課題で求められる文章を要約して理解する力を強化しよう

4. フレームワークを活用して書く・伝える力を補おう

講義動画の見方

動画も視聴しよう！

トップメニューから順番に動画を確認

お使いのブラウザに，下記URLを入力するか，右の2次元バーコードを読み込むことで，動画が再生されます．

https://gakken-mesh.jp/hkfb/1.html

看護を学習するうえで，押さえておきたい「国語」とは

下記の □ は，看護を勉強するために読む教科書の一例です．

> 「心筋梗塞（しんきんこうそく）」と「狭心症（きょうしんしょう）」
>
> 　心臓は心筋が収縮（しゅうしゅく）することでポンプ機能の役割を果たしている．心筋が収縮するためにはATPが必要となるわけだが，その材料であるグルコースと酸素を心筋に供給（きょうきゅう）する補給路（ほきゅうろ），すなわち，冠状動脈（かんじょうどうみゃく）があることにより心臓は絶え間なく拍動することが可能となる．しかし，血栓（けっせん）などの理由により冠状動脈が詰まり血流が途絶（とぜつ）してしまうと，心筋は壊死（えし）を起こし，ポンプ機能を発揮（はっき）できなくなる．この状態が「心筋梗塞」である．また，途絶とまではならないが，冠状動脈の血流減少で，心筋が虚血状態（きょけつじょうたい）となるのが「狭心症」である．要するに，心臓にグルコースや酸素がいき渡らなくなり，ポンプ機能の不全に陥る（おちいる）病態となるのが「心筋梗塞」や「狭心症」ということである．

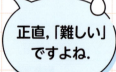

正直，「難しい」ですよね．

先生がたは，ここを噛み砕いて，わかりやすく教えてくれます．
　しかし，すべての大学・専門学校の授業は，1コマ90分間で教科書20〜50ページほど，進んでいきます．先生がたも90分間で，漏れなく説明できる量ではありません．つまり，**大学・専門学校の授業とは，「重要な部分のみが説明されて，それ以外の部分は，自己学習してね」というスタイル**になっています．また，重要部分は授業内で習いますが，先生は1回しか説明する時間がないので，授業後に教科書をもとに自己学習して理解を深める必要があります．

　自己学習で重要となるのが，**「語彙力」**と**「接続詞の理解」**です．
　左ページで囲った教科書の文章を，「語彙力」と「接続詞の理解」をもとにもう一度読み解くと…

次のように理解できます．

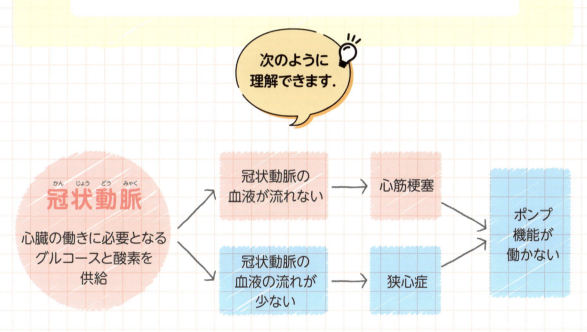

　長い文章がずいぶんと簡単にまとめられていますが，どのように読み解いたのでしょう．次ページから，それを理解するために，看護を勉強していくうえで必要な，「言葉と，その意味」「接続詞とは…」をまとめました．授業が本格化する前に理解しておくことで，授業もグッとわかるようになりますよ．

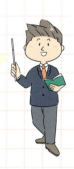

文章を理解するうえで重要となる
語彙(ごい)力(りょく)を強化しよう

文章を読む際(さい)は，言葉のニュアンスがわかり，書いてある内容が頭の中でイメージできることが大切です．この力を"語彙力(ごいりょく)"といいます．もっと具体的にいうと，知っている言葉の数と，それらの言葉を使いこなす力です．

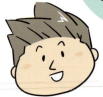

知っている言葉がたくさんあり，その状況や気持ちにあわせて，適切な言葉を選んで表現できることを"語彙力が高い"といいます．

語彙力が高いと，文章を正確に読み解くことができるよ．

　看護を学ぶうえで，語彙力を高めるためには，まず"知っている言葉"を多くする必要があります．ふだんの生活ではあまり使わない言葉が，看護の授業や自己学習時に必要になります．
　たくさん難しい言葉がありますが，覚えやすいように，「人体の構造と機能（解剖生理学）で頻出(ひんしゅつ)する(よく出る)言葉」「漢字から推測(すいそく)する身体部位」「病気を理解するときに必要となる言葉」「看護の授業・実習で頻出する言葉」の4つのくくりに分けてみました．
　それぞれの言葉の意味は辞書をもとに，わかりやすいように噛(か)み砕(くだ)いて説明しています．難しく考えず，まずは頻出する言葉とその意味を理解しましょう．

1) 人体の構造と機能（解剖生理学）で頻出する言葉

語		意味
構造（解剖）	→	身体の成り立ち・部位
機能（生理）	→	身体の働き・メカニズム
器官	→	特定の働きをする部位．肺など
中枢	→	身体の中心．もしくは，脳
末梢（末端）	→	身体の先．腕や足，指先など
背面	→	身体の裏側．背中など
触知	→	触って物が確認できること
流入	→	流れ込んでいること
開口	→	出口のこと
産生	→	物質などをつくること
分泌	→	物質などを出すこと
運搬	→	物質などを運ぶこと
老廃物	→	身体に生じた不要な廃棄物
促進	→	機能の働きが強くなるよう働きかけること
抑制	→	機能の働きが弱くなるようブレーキをかけること
亢進	→	機能の働きが強くなること
低下	→	機能の働きが弱くなること
失調	→	機能の調整ができなくなること
拮抗	→	2つの機能が張り合い，結果として，効果が出現しないこと
出納	→	物質の出し入れ．バランスのこと
必須	→	必ず必要なもの

語		意味
透過性	→	物質が膜などを通り抜けること
脆弱	→	もろくて弱いこと
狭窄	→	通り道が狭くなっていること
遮断	→	シャットアウトすること
収縮	→	筋肉などが縮むこと

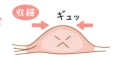

語		意味
弛緩	→	筋肉などが緩むこと

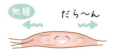

語		意味
拍動	→	心臓の鼓動．心臓の動きのこと
血流	→	血液の流れ．血液が流れていること
凝固	→	血液が固まること
閾値	→	感覚などを感じるための最低限の刺激のこと
絨毛	→	細かい多数の毛のようなものが，表面から突き出ている構造
漿液	→	サラサラな分泌物のこと
粘液	→	ベトベトな分泌物のこと

2）漢字から推測する身体部位

　身体の名称に使われる漢字には，共通する意味をもつ漢字があります．これを覚えておくことで，身体部位がどのような構造(形)になっているか，イメージしやすくなります．

> 例） 脇の下 ——→ 腋窩（「腋」は「脇」と同じ意味．「窩」は「くぼみという意味」）
> 　　 くるぶし ——→ 外顆（「顆」はこぶ状に盛り上がった部分．くるぶしは外側に盛り上がっている）
> 　　 涙が出る部分 ——→ 涙腺（涙を分泌している器官．「腺」は物質の分泌を行う器官）

	意味		意味
○○窩 →	身体のくぼんでいる部分	○○嚢 →	膜で包まれて袋のようになっている部分
○○顆 →	こぶ状に盛り上がった部分	皮質 →	器官(組織)・臓器の外側
○○腺 →	物質を分泌する器官	髄質 →	器官(組織)・臓器の内側
○○腔 →	身体内部の空洞の部分	実質 →	器官(組織)のメイン部分（細胞が働いている部分）
○○門 →	入口	間質 →	実質以外の部分（細胞と細胞の間）

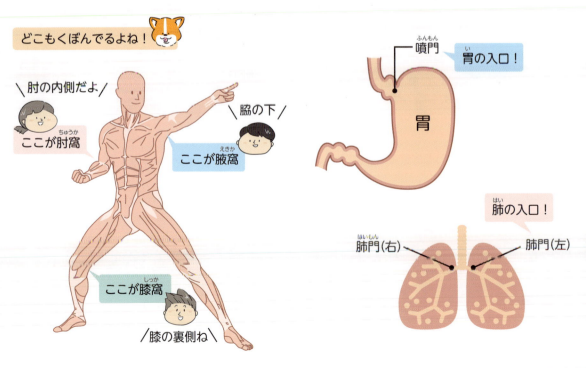

国語

3）病気を理解するときに必要となる言葉

		意味
機序（きじょ）	→	メカニズム
病態（びょうたい）	→	病気が発生するメカニズム
急性（きゅうせい）	→	急激に変化している時期のこと
慢性（まんせい）	→	ゆっくり変化している時期のこと
可逆（かぎゃく）	→	元の状態に戻ること
不可逆（ふかぎゃく）	→	元の状態に戻らないこと
代償（だいしょう）	→	壊れた身体部位の代わりに，他の部位が働きをフォローすること
非代償（ひだいしょう）	→	「代償」することができない状態
特異的（とくいてき）	→	限定的なこと．特別なこと
非特異的（ひとくいてき）	→	限定的でないこと．特別でないこと
因子（いんし）	→	病気の原因
徴候（ちょうこう）	→	異常をかかえているサイン，または症状などが現れる前触れ
増悪（ぞうあく）	→	症状が悪化すること
再燃（さいねん）	→	治まっていた病状が悪化すること
寛解（かんかい）	→	症状や異常が消失したこと

壊れた身体部位の代わりに… こわ
機能低下してるけどもうちょっと頑張ろう…いつも通りに！ 肝臓です

頑張ったけどもう無理…

		意味
不全（ふぜん）	→	組織の機能の働きが悪いこと
破綻（はたん）	→	働きが上手くいかなくなること
閉塞（へいそく）	→	詰まること（つ）
嵌頓（かんとん）	→	元の場所から飛び出し，もとに戻らなくなった状態
梗塞（こうそく）	→	血管が詰まること
虚血（きょけつ）	→	血流が少なくなること
壊死（えし）	→	細胞・組織が壊れること
壊疽（えそ）	→	組織・細胞が腐ること（くさ）
肥厚（ひこう）	→	組織などが厚くなること
びらん	→	粘膜が浅く傷ついていること
潰瘍（かいよう）	→	粘膜が深くまで傷ついていること
びまん	→	広範囲に広がっていること
阻害（そがい）	→	邪魔をする（している）こと（じゃま）
過剰（かじょう）	→	多すぎること
欠乏（けつぼう）	→	足らないこと

心筋だよ
働きすぎて肥厚した心筋だよ

11

語		意味
混濁（こんだく）	→	にごっていること
粘稠度（ねんちゅうど）	→	粘り気のこと
禁忌（きんき）	→	行ってはいけないこと
感受性（かんじゅせい）	→	病原菌や薬物に対する反応の強弱のこと
易感染（いかんせん）	→	感染症に感染しやすい状態
倦怠感（けんたいかん）	→	だるいこと
悪寒（おかん）	→	発熱する際に生じる寒気のこと
咳嗽（がいそう）	→	咳のこと
喀痰（かくたん）	→	痰を出すこと
悪心（おしん）	→	吐き気のこと
疼痛（とうつう）	→	痛みのこと
掻痒感（そうようかん）	→	かゆみのこと

語		意味
浮腫（ふしゅ）	→	むくみのこと
発赤（ほっせき）	→	赤くなること
発疹（ほっしん）	→	皮膚にボツボツができること
水疱（すいほう）	→	水ぶくれのこと
腫脹（しゅちょう）	→	皮膚などが腫れあがること
怒張（どちょう）	→	血管が膨れ上がること
圧痕（あっこん）	→	指で押したときに跡がのこること
痂皮（かひ）	→	かさぶたのこと
嗄声（させい）	→	声がかすれること
吃逆（きつぎゃく）	→	しゃっくりのこと
流涎（りゅうぜん）	→	よだれのこと
失神（しっしん）	→	意識を失い倒れること

+α

医療用語はすべて音読みです．

片麻痺は「かたまひ」でなく「へんまひ」といいます．

＊実際には片麻痺を「かたまひ」と訓読み（くんよ）でよぶ人は現場でも多くいます．しかし，今後，学校で見る教育用の映像教材などでは「へんまひ」と解説していると思うので，音読みの正確な読み方を知っておきましょう．

＊片麻痺とは…身体の半分側に麻痺（「動かせない」や「感覚が鈍い（にぶ）」）が生じている状態です．

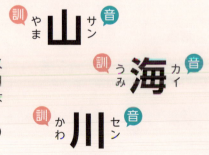

国語

4）看護の授業・実習で頻出する言葉

用語	意味	用語	意味
倫理（りんり）	人（看護師）として守るべき道	仰臥位（ぎょうがい）	仰向けに寝ること
目的（もくてき）	行動するための目当て	側臥位（そくがい）	横向きに寝ること
目標（もくひょう）	行動するときの目じるし	起坐位（きざい）	座って前屈みになる姿勢
要項（ようこう）	必要・大切なことがらを書き記したもの	咀嚼（そしゃく）	食物などを噛むこと
オリエンテーション	活動が素早くできるように，事前に説明を行うこと	誤嚥（ごえん）	気管に食物などが入ること
ガイダンス	オリエンテーションより詳しい事前に行う説明	含嗽（がんそう）	うがいのこと
対象（たいしょう）	患者さんのこと	口渇（こうかつ）	のどが渇くこと
根拠（こんきょ）	理由	清拭（せいしき）	身体を拭くこと
留意点（りゅういてん）	注意すること	褥瘡（じょくそう）	圧迫された皮膚が壊死すること 一般的には「床ずれ」といわれる
顕在（けんざい）	あきらかになっている事柄	塗布（とふ）	塗り薬を塗ること
潜在（せんざい）	潜んで隠れている事柄	貼付（ちょうふ）	貼り薬を貼ること

（対象（患者さん）の情報収集）

（入浴は明日からですから今日は身体をふきますね）

🌱 学校での生活・学びを有意義にするために…

- 入学時や実習前には「ガイダンス」や「オリエンテーション」が行われます．
- 入学時に行われるガイダンスでは，学校のルールや各科目の受講のしかたなど，これからの学校生活で重要となることを詳しく説明してくれます．さらに，実習前オリエンテーションでは，どのような学びをするか（目的や目標），どのように行動するかを説明してくれます．
- つまり，重要なことが「ガイダンス」や「オリエンテーション」で説明されます．ここでの集中度・理解度が学校生活や実習の充実につながっていきます．

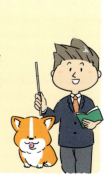

文章を理解するうえで重要となる
接続詞を理解しよう

さて,語彙力を養っても,言葉の意味がわかるようになるだけで,教科書にあるような難しい文章を理解できるわけではありません.教科書や国家試験のような文章を理解するために着目したいのが,**接続詞**です.**接続詞の使い方のポイントを理解すると,読解力がグッと上昇**します.

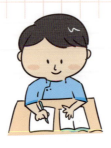 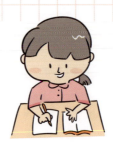

そもそも「接続詞」って？

「しかし」「また」「よって」「だから」など…

接続詞は,前の文と後ろの文をつなげるときに使われます.
通常,文章のうち,「〜である**.(接続詞),**〜」といったように,**句読点で挟まれる**ことが多いので,その部分を探していけば,接続詞を発見することができます.

接続詞を使用することで下記のような効果が得られます.

1. 文章のリズムをスムーズにする.
2. **読者の理解を促す.**
3. 次に書かれている内容が予測しやすくなる.

接続詞はこの"読者の理解を促す"目的で使われることがあるので,読者である看護学生のみなさんからみれば,**"その接続詞の意味がわかれば,文章の理解がより進む"**というわけです.

接続詞にはたくさんの種類がありますが,看護の教科書でおもに使用されている接続詞だけをピックアップしました.接続詞の法則について学んでいきましょう.

国語

重要!! 1）順接の接続詞（だから，よって，したがって，そこで…など）

順接の接続詞は，しばしば使用される接続詞です．乱発してしまうと読みにくい文章になるのですが，出てきたときには要チェックです．

> 順接の接続詞は，前の文章の理由をうけて，どうなったかを示すときに使われます．
> 例） 彼は早く退院したかった．**だから**，彼は治療に専念することとした．

この例文に使われている接続詞は"**だから**"です．前の文と後ろの文をつないでいますよね．順接の接続詞の法則として，

順接の接続詞の**前**の文章
↓
順接の接続詞の後の
文章の理由を述べています．

順接の接続詞の**後**の文章
↓
その文章の要点
（最も伝えたいこと）です．

文章（理由） ～ **順接の接続詞** ～ **文章（最も伝えたいこと）**

だから，よって，したがって

練習問題だよ．
解いてみよう！

練習問題

腎臓は脊柱の左右にあり，その位置は第12胸椎～第3腰椎の高さに存在するが，左右対称にあるわけではない．右腎の上には肝臓が位置している．したがって，右腎の方が左腎より2～3cm 低い位置に存在している．

Q：上記文章の順接の接続詞は何ですか？[　]に記入しましょう．
A：[　　　　　　　　　　]

Q：上記文章で最も伝えたいことは何ですか？[　]に記入しましょう．
A：[　　　　　　　　　　　　　　　　　　　　　　　　　　　　　　　]

※模範解答は次ページにあります．

練習問題の模範解答（p15）

腎臓は脊柱の左右にあり，その位置は第12胸椎〜第3腰椎の高さに存在するが，左右対称にあるわけではない．右腎の上には肝臓が位置している．したがって，右腎の方が左腎より2〜3cm 低い位置に存在している．

Q：上記文章の順接の接続詞は何ですか？［　］に記入しましょう．
A：［ したがって ］

Q：上記文章で最も伝えたいことは何ですか？［　］に記入しましょう．
A：［ 右腎の方が左腎より2〜3cm 低い位置に存在している

解説
接続詞「したがって」を見つけることはできましたか．句読点で挟まれており，前の文と後ろの文をつなげていますよね．前の文は"腎臓は脊柱の左右にあり，その位置は〜"と，左右それぞれの腎臓について述べています．そして後ろの文章は，右腎と左腎の位置関係を述べています．後ろの文章が最も伝えたいことですから，「右腎の方が左腎より2〜3cm 低い位置に存在する」が答えとなります． ］

2）逆接の接続詞（しかし，だが，ところが…など）

看護の教科書は，客観的事実を説明していくものなので，**逆接の接続詞**が必要となることはあまりありません．そのため，教科書に出てくる頻度は少ないです．ただ，国家試験の状況設定問題の文章などにはときどき見られますので，覚えておきましょう．

> 逆接の接続詞は，前の文の予想に反して，異なる結果が得られたときに使われます．
> 例）　猫は魚が好きだ．**ところが**，私が飼っている猫は違った．

この例文に使われている接続詞は"**ところが**"です．前の文に対して，後ろの文では違った結果が述べられていますよね．

逆接の接続詞の前の文章	逆接の接続詞の後の文章
↓	↓
予測される内容	逆の結果

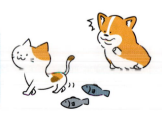

3）言い換えの接続詞（つまり，すなわち，要するに…など）

言い換えの接続詞は，前の文章を，別のことばで言い換えたいときに使われます．

例） 食欲をそそるスパイスの香りただようソースをナンをつけて食す，**つまり**，カレーだ．

この例文に使われている接続詞は"**つまり**"です．前の文章を別の言葉で言い換えていますよね．

言い換えの接続詞の前の文章↓
一般的に，言い換えの接続詞の後ろで要約された事柄を詳しく説明しています．

言い換えの接続詞の後の文章↓
一般的に，言い換えの接続詞の前の文章の要約や，別の言葉を用いた繰り返しです．

このような文章を読むときに…

1番目にすること
まずは，言い換えの接続詞の後に着目して，大枠を理解しましょう．

2番目にすること
大枠で捉えた内容について，詳しい事柄について理解しましょう．
＊看護では，この詳しい事柄が必要です．

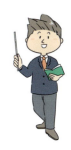

※文章によっては，言い換えの接続詞の前に要約があり，言い換えの接続詞の後に詳しい説明がある場合もあります．

練習問題

　子どもにとって病院や入院は未知のことであり，未知のことには恐怖を感じるものである．自分の目の前に立っている医師や看護師も恐怖の対象になり得る．なぜなら，大人と子どもの身長差によって，子どもは，まるで上から見下ろされているように感じるからである．そうした心理状態では，子どもは安心して診察や看護行為を受けることができなくなる．要するに，医療従事者は，子どもの恐怖心を考え，子どもと目線を合わせることが大切なのである．例えば，ベッドで寝ている子どもに対し，立って上から話しかけるのではなく，ベッドの高さまでかがんで声をかけるようにすると，威圧感が薄れ，子どもに安心感を与えることにつながる．

Q：上記文章の言い換えの接続詞は何ですか？[　　]に記入しましょう．
A：[　　　　　　　　　　　　　　　　　　　　　　　　　　　　]

Q：上記文章で最も伝えたいことは何ですか？[　　]に記入しましょう．
A：[　　　　　　　　　　　　　　　　　　　　　　　　　　　　

　　　　　　　　　　　　　　　　　　　　　　　　　　　　　　]

※模範解答は次ページにあります．

練習問題の模範解答（p17）

子どもにとって病院や入院は未知のことであり，未知のことには恐怖を感じるものである．自分の目の前に立っている医師や看護師も恐怖の対象になり得る．なぜなら，大人と子どもの身長差によって，子どもは，まるで上から見下ろされているように感じるからである．そうした心理状態では，子どもは安心して診察や看護行為を受けることができなくなる．要するに，医療従事者は，子どもの恐怖心を考え，子どもと目線を合わせることが大切なのである．例えば，ベッドで寝ている子どもに対し，立って上から話しかけるのではなく，ベッドの高さまでかがんで声をかけるようにすると，威圧感が薄れ，子どもに安心感を与えることにつながる．

Q：上記文章の言い換えの接続詞は何ですか？[　]に記入しましょう．
A：[**要するに**]

Q：上記文章で最も伝えたいことは何ですか？[　]に記入しましょう．
A：[**子どもと目線を合わせることが大切である**

解説
接続詞が「なぜなら」「要するに」「例えば」3つあることに気づきましたか．その中で「要するに」は言い換えの接続詞になります．原則，言い換えの接続詞の後は，文章の要約ですから，その部分が最も伝えたいことになります．つまり，「子どもと目線を合わせることが大切である」が答えとなります．]

4）並列・追加の接続詞（および，ならびに，さらに…など）

並列・追加の接続詞は，前の文章に，新しい情報を付け加えたいときに使われます．
つまり，「 A＋B 」や「 A and B 」ということになります．
例）　健康を維持することは自分のためだが，**さらには**，家族のためでもある．

この例文に使われている接続詞は"**さらには**"です．前の文章に，新しい情報を加えていますよね．
並列・追加の接続詞は，これまでの接続詞のように，接続詞の前と後ろに何か意味（ポイント）があるものではありません．ここで大切にしたいことは，**後から加えられたBがAと並んでおり，「A＋B」になっている**，ということです．加えたいことが2つ以上あるときは，"血液型には，A型，**ならびに**B型，AB型，O型がある"などのように用います．

この接続詞は，看護の教科書や参考書にもときおり登場します．「A＋B」を意識して記述されている内容を理解しましょう．

5）対比・選択の接続詞（その反面，一方，あるいは，もしくは…など）

　教科書の読者であるみなさんに"選択"させることはありませんので，ここでは"対比"をメインに説明します．

> 対比の接続詞は，「前の文の内容」と「後ろの文の内容」を**比べたい**ときに使われます．
> 例）　彼は温厚である．一方で，一度キレたら止められない．

　この例文に使われている接続詞は"**一方で**"です．前と後ろの内容が比べられていますよね．

対比の接続詞は，看護の教科書，参考書，国家試験の状況設定文などでよく使われます．いくつか種類がありますので，下記でその他のものもみてみましょう．

その反面

　一般的には，**メリットとデメリット**を比べるときに使用されることが多いです．

「その反面」の前後で，「メリット・デメリット」「プラスの面・マイナスの面」が対比されることが多いので，良い部分・悪い部分を意識して，文章を理解しましょう．

あるいは・もしくは

　対比の接続詞に分類されます．

対比というと一般的に複数のものを比べることですが，看護の教科書では"いろいろな場合があること"の意味で使用されることが多いです．器官の働きはひとつだけでなく，複数あるので，そのような理由から，「あるいは」「もしくは」という接続詞を用いて"AもあるしBもある"と解釈させる文章が多いです．

それとも

　"選択"の接続詞のひとつです．接続詞の前後に関連のある言葉が並び，AとBのどちらを選ぶか，などのときに用います．

教科書や国家試験の文章ではあまり使用されません．ですが，患者さんとの面談のときなどによく出てくることばですから，確認しておきましょう．

薬で痛みが
おさまる　　その反面
　　　　　　　　胃が荒れる

膵臓は
内分泌器官　　あるいは
　　　　　　　外分泌器官
　　　　　　　として働く

散剤に
しましょうか　　それとも
　　　　　　　　シロップ剤に
　　　　　　　　しましょうか

文章を要約して
理解する力を強化しよう

看護学校では，看護技術を学ぶときや実習前など，下図のようなレポート（事前学習）を宿題として出されることが多いです．

　看護技術の実践や実習は，それ自体を通して学ぶ面もありますが，授業・机上の事前学習で学んだことを，実習等の体験を通して，さらに学びを深めるという要素が強いです．

　そのためには，看護技術の実践や実習を行う前に，**教科書に書いてある内容を，みなさんが理解していることが大前提**になります．よって，理解が深まるように，該当する教科書の必要箇所をまとめ，レポートで報告してもらう，という宿題が出されるのです．

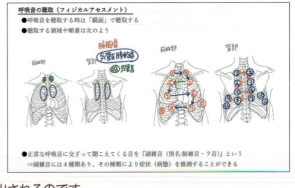

　なかには，教科書に書いてあることを丸写しして，それを事前学習として提出している看護学生さんもいるのが実情です．でも，それでは単に教科書を写す作業というだけ終わり，理解を深めるための学習にはなりません．結果として，**患者さんに迷惑をかけてしまい，自分も残念な気持ち**を味わうことになってしまいます．

　目の当たりにしたこともない症状や疾患，看護技術について，事前にレポートにまとめるのは大変ですよね．ここからは，そのレポート作成が少し楽になるよう，「教科書や参考書に記入されている内容を**"要約して理解を促す"コツ**」を紹介します．要約とは，その文章の重要な点をわかりやすく簡潔にすることです．要約が上手にできるということは，その文章をよく理解している，ということになります．

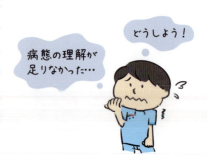

１）"ももたろう"を要約してみよう

要約のコツとは　ポイントを見つけ出し，そこに肉付けしていくことです．
このためには，記入されている全体像が頭の中でイメージできるかが鍵となります．

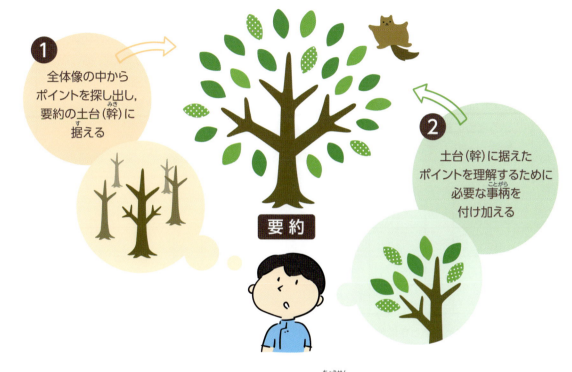

① 全体像の中からポイントを探し出し，要約の土台(幹)に据える

② 土台(幹)に据えたポイントを理解するために必要な事柄を付け加える

要約

　ではここで，「ももたろう」と「白血病」についての要約に挑戦してみましょう．まずは昔話のももたろうからです．

昔話の「ももたろう」を，20字以上30字以内で要約して下さい．　【所要時間：3分】

									10					
									20					30

※模範解答は次ページにあります．

〈 MEMO（考えをまとめるときに使用して下さい）〉

2）"白血病"を要約してみよう

次の文章を50字以上70字以内で要約して下さい．【所要時間:3分】

> 癌とは何らかの原因で遺伝子に異常が生じ，異常が生じた細胞が無秩序に増加することで生じる．肝細胞が癌化したものが肝細胞癌であり，さらに，白血球が癌化したものが白血病である．白血病は白血球の種類や成熟過程のどの部分が癌化するかで，さまざまな種類に分類されるが，末梢血にある白血球数は，他の癌と同様に増加を認めることがほとんどである．しかし，造血機能が正常に機能しないので白血球の働きである免疫機能は低下している．すなわち，白血球数が増加しているように検査データは示すが，白血病細胞が増加しているだけであり，正常な白血球は減少しているということである．

〈 MEMO（考えをまとめるときに使用して下さい） 〉

【P21 ももたろうの模範解答】

| も | も | た | ろ | う | が | ， | さ | る | ・ | 犬 | ・ | き | じ | と | ， |
| 鬼 | 退 | 治 | す | る | 昔 | 話 | ． | (24字) |

【P22 白血病の模範解答】

白血病とは白血球が癌化する疾患で，他の癌同様に白血球が増加するが，白血病細胞が増加しているだけであり，正常な白血球は減少している．(65字)

　さて，「ももたろう」と「白血病」の要約は，どちらが簡単でしたか．多くの方が「ももたろう」のほうが簡単であったと感じていると思います．その理由は，「ももたろう」はよく知っている昔話で，頭の中でイメージしやすかったからです．逆にいえば，「白血病」はまだ学んでおらず，頭の中でイメージしにくいために難しかったのです．

＊「ももたろう」が難しいと感じた方は，ももたろうを詳しく知らない，もしくは，よく知り過ぎていてどこにポイントを絞ったらよいか迷ったのではないでしょうか．

国語

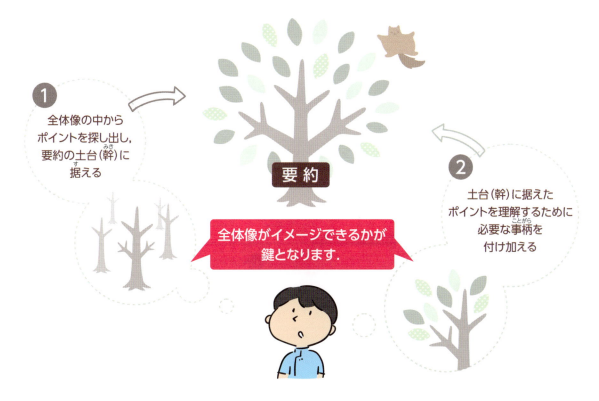

　"要約"には，その文章が示している全体像をイメージすることが必要になります．しかし，全体像がイメージできないと，「もういいや」という気持ちになって，結局レポートが教科書丸写しということになってしまうと思われます．そうならないように，ここまで「語彙力の強化」と「接続詞の理解」を説明してきました．要約について，白血病の例文を見本に振り返ってみましょう．

全体像をイメージする

- 文章の前半：“癌”がどういう異常を生じるものなのかが述べられており，白血病もその中のひとつであることが説明されています．
- 文章の後半：白血病になった場合，そのメカニズムによって，白血球数がどういう状況になるかが述べられています．

語彙力の活用

- "無秩序""癌化""成熟過程"といった，日常生活ではあまり使用しないこれらの言葉の意味がスムーズに理解できましたか．知らない言葉が出てきたときは，調べながら進めましょう．

接続詞の確認

- 文中の「さらに」が並列・追加の接続詞，「しかし」が逆接の接続詞，「すなわち」が言い換えの接続詞です．それぞれの特徴に注意して読み解くことができましたか．

これからコツコツ語彙力を身につけ，接続詞のルールを理解して，読解力の向上をはかってもらいたいのですが，すぐに実を結ぶスキルではないのが読解力です．
　そこで，読解力を補ってくれるのが，授業プリントや看護雑誌，参考書です．

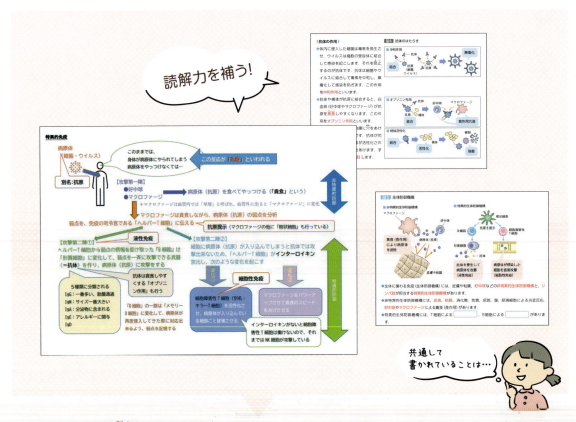

　レポートしたい箇所を記した資料を3種類以上集めてみましょう．3種類以上を見比べて共通して記入されている内容がレポートの土台（幹）になります．土台が固まることで，頭の中で全体像のイメージが広がり，重要箇所に絞ったレポートを作成することができます．

　「資料を3種類以上見比べる」といいましたが，それよりも重要なことは，**日々の授業を集中して受講する**ことです．先生は足りない時間のなかで，とくに重要なことは繰り返し説明していることがほとんどです．日々の授業で，先生方はすでに土台（幹）を築いてくれています．だからこそ，日々の授業を大切にして下さい．
　また，「レポートの作成」についてご説明しましたが，レポート作成が目的なのではなく，**レポートを作成しながら必要な知識を身につけていく**ことが重要です．

国 語

記憶のメカニズムを上手く活用し学習を進めよう

1. 人間が一度に覚えられるのは7±2の事柄

人間が一度に覚えられるメモリーは7±2であるといわれています.

例えば, 円周率でみてみましょう.

円周率：3.14159265358979323…

どうですか? 頑張っても青字ぐらいまでが覚えられる限界ではないでしょうか.

アメリカの心理学者, ジョージ・ミラーは, 人間が瞬間的に見て記憶できる容量は, 意味のない数字の羅列だと"7±2"程度, と論じました. つまり, 青字の範囲ですね.

では, 先ほどの円周率について, 以下のように覚えてみましょう.

円周率：産医師異国に向かう(3.1415965), 産後薬なく(358979)…

どうですか? 先ほどより覚えられる数字が増えていませんか?

人間のメモリー(記憶の容量)はただ単に 7±2 ではなく, 何らかのまとまりにすると, そのまとまりで1メモリーを消費する感じになります. このような記憶のメカニズムがあるため, 要約しながら学習することが必要なのです. 要約することにより学習することが小さなまとまりに分けられ, その小さなまとまりごとに1メモリーを消費して覚えていくことができるのです. このまとまりをうまくつくっていくことで, 1回の勉強で学習できる内容を増やすことができます.

2. 繰り返し行うことで記憶として残っていく

記憶したことの内容を1時間後には約60%忘れ,
1週間後には約80%も忘れてしまうことが実験結果からわかっています.

これも人間の特性です. ドイツの心理学者, ヘルマン・エビングハウスが論じました.

しかし, 繰り返し復習をすることで, **忘れることを防ぐ**こともわかっています.

つまり, レポートや授業資料は, **繰り返し見直しすることで知識として定着**していきます.

要約と繰り返し学習で効果的な学習を行っていこう!

フレームワークを活用して
書く・伝える力を補おう

> 看護学校ではレポートの他に，振り返り・リフレクション（経験したことを振り返ること）を求められることが多々あります．振り返りで大切なことは「できたこと」と「次の課題」を明らかにすることです．自然にそれができればよいですが，うまくできないときもあります．そこで役に立つのが，**フレームワークの活用**です．

フレームワークとは，解決したい問題等があるとき，「枠組みに従って考える」ためのツールであり，医療業界以外でも，さまざまなシーンで使用されています．みなさんの今後の学習においても，論理的に，ポイントに沿って物事を考える手助けになりますから，ここでご紹介しておきましょう．

1）YWT法（振り返り・リフレクション時に活用できるフレームワーク）

フレームワークにはいくつかの種類があり，目的によって使い分けます．振り返りのために効果的といわれているのが，**YWT法**です．

Y やったこと	**W** わかったこと	**T** 次にやること
行動や活動の内容や，それを行った理由	行動・活動の結果や，その結果が得られた理由	わかったことを踏まえて行う，次の行動

Y・W・Tに当てはめて，具体的に記入した例をあげてみましょう．

> 例）Y … 自転車を使用する際の交通安全について，警察の方から講習会を受けた．
> W … 2023年から自転車を乗る際はヘルメットを着用することが努力義務となったことがわかった．
> T … ヘルメットを購入し，自転車乗車時には必ずヘルメットを着用することにする．

YWT法で大切なのは次のことです．
- Yで，「なぜ？その行動や活動を行ったのか，その理由を明らかにする」
- Wで，「Yの理由に沿った結果どうなったのか．どうしてそのような結果になったのかも明らかにする」
- Tで，「YやWを受けて，ステップアップするためにはどうするかを考える．その際，頑張るなど抽象的な表現でなく，○○を行うなど，実際にどのように行動すればよいかを明らかにする」

国　語

練習問題

YWT法を用い，ここまでの学習について振り返ってみましょう．

【書き終わったら確認しよう】
① わかったこと，できたことが書かれているだけでなく，その理由が記述されているか？
② ①をふまえたうえで，次にやることがわかる記述になっているか？

YWT法を活用すると，どこに焦点を当てながら振り返りをすればよいのか，明確にすることができ，課題（次に取り組むこと）も導き出すことができます．振り返りやリフレクションが必要なときには，ぜひ使ってみてください．

2) PREP法（伝えたい内容を相手にわかりやすく伝えたいときに用いるフレームワーク）

もうひとつ，"伝えたい内容を相手にわかりやすく伝えたい"ときに用いるフレームワーク，PREP（プレップ）法もご紹介しておきます．

看護学校では，**報告・連絡・相談が重要**と繰り返し教えられます．また，授業で発表・発言する機会も多くなります．つまり，**相手に伝えるという技術**が必要になる場面が多いということです．そのときに使用できるのがPREP法です．PERP法に従って，相手にわかりやすい説明を行うことで，コミュニケーションを円滑（えんかつ）にすることができます．

P Point
要点
（結論）

R Reason
理由
（結論にいたった理由）

E Example
具体例
（理由に説得力をもたせるための
状況・事例・データ）

P Point
要点
（結論）

P・R・E・Pに当てはめて，具体的に記入した例をあげてみましょう．

例）P … 本日，学校を欠席させていただきたいと思います．
　　R … 現在，体温が38.5℃あります．
　　E … 昨夜から，身体の節々（ふしぶし）に痛みが生じています．また，インフルエンザを発症している家族もいます．
　　P … そのような理由により，本日は，学校を欠席させていただきます．

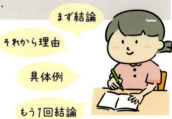

まず結論
それから理由
具体例
もう1回結論

国 語

練習問題

看護師を目指そうとした理由についてPREP法を用いて表現して下さい.

【書き終わったら確認しよう】

・PREP 法に則り，以下の順番通りに記述できているか?

〈P〉Point　　：要点（結論）

〈R〉Reason　：理由（結論にいたった理由）

〈E〉Example ：具体例（理由に説得力をもたせるための状況・事例・データ）

〈P〉Point　　：要点（結論）

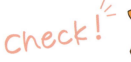

前にも述べたように、これから看護を勉強するにあたり、よく使われる言葉を理解しておくことはみなさんの大きな武器になります。次の問題に取り組み、理解できているか確認しましょう。できていない言葉は繰り返し学習して、入学前に必ず身につけておきましょう。

		読み方	言葉の意味
1	病態		
2	倫理		
3	破綻		
4	亢進		
5	倦怠感		
6	遮断		
7	出納		
8	失神		
9	因子		
10	粘稠度		
11	触知		
12	寛解		
13	梗塞		
14	腫脹		
15	要項		

		読み方	言葉の意味
16	可逆		
17	漿液		
18	掻痒感		
19	圧痕		
20	増悪		
21	褥瘡		
22	脆弱		
23	易感染		
24	拍動		
25	禁忌		
26	仰臥位		
27	含嗽		
28	末梢		
29	根拠		
30	びまん		

※模範解答は次ページにあります．

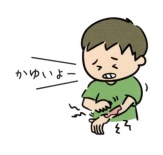
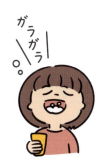
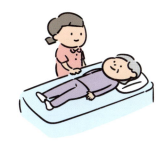

言葉の理解度 最終チェックの模範解答（p30・31）

		読み方	言葉の意味
1	病態	びょうたい	病気が発生するメカニズム
2	倫理	りんり	人（看護師）として守るべき道
3	破綻	はたん	働きが上手くいかなくなること
4	亢進	こうしん	機能の働きが強くなること
5	倦怠感	けんたいかん	だるいこと
6	遮断	しゃだん	シャットアウトすること
7	出納	すいとう	物質の出し入れ. バランスのこと
8	失神	しっしん	意識を失い倒れること
9	因子	いんし	病気の原因
10	粘稠度	ねんちゅうど	粘り気のこと
11	触知	しょくち	触って物が確認できること
12	寛解	かんかい	症状や異常が消失したこと
13	梗塞	こうそく	血管が詰まること
14	腫脹	しゅちょう	皮膚などが腫れあがること
15	要項	ようこう	必要・大切なことがらを書き記したもの
16	可逆	かぎゃく	元の状態に戻ること
17	漿液	しょうえき	サラサラな分泌物のこと
18	掻痒感	そうようかん	かゆみのこと
19	圧痕	あっこん	指で押したときに跡がのこること
20	増悪	ぞうあく	症状が悪化すること
21	褥瘡	じょくそう	圧迫された皮膚が壊死すること
22	脆弱	ぜいじゃく	もろくて弱いこと
23	易感染	いかんせん	感染症に感染しやすい状態
24	拍動	はくどう	心臓の鼓動. 心臓の動きのこと
25	禁忌	きんき	行ってはいけないこと
26	仰臥位	ぎょうがい	仰向けに寝ること
27	含嗽	がんそう	うがいのこと
28	末梢	まっしょう	身体の先. 腕や足, 指先など
29	根拠	こんきょ	理由
30	びまん	—	広範囲に広がっていること

第2章 計算

1. 小数を含む計算を確認しよう

2. 小数点以下の数字と四捨五入(ししゃごにゅう)を確認しよう

3. 単位について確認しよう

4. 百分率(ひゃくぶんりつ)(パーセント)・割合について確認しよう

5. 濃度について確認しよう

6. 速さ・時間・道のり(距離(きょり))について確認しよう

7. 比例式(ひれいしき)(比の計算)について確認しよう

講義動画の見方

動画も視聴しよう！

トップメニューから順番に動画を確認

お使いのブラウザに，下記URLを入力するか，右の2次元バーコードを読み込むことで，動画が再生されます．
https://gakken-mesh.jp/hkfb/2.html

看護を学習するうえで押さえておきたい「計算」とは

　3ページのような看護師国家試験の問題からもわかるように，看護を学び，実践するうえで，今までみなさんが学習してきた"計算"の知識が求められることがあります．実際にどのような場面で，その知識が必要になるのでしょうか．

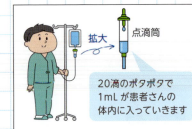

　点滴をどれくらいの時間で行うかは医師の指示があります．例えば「500mLの点滴を4時間で実施」といったような指示です．そこで看護師は計算をして，点滴筒に**1分間に何滴のしずくをポタポタさせるか**を決定し，患者さんに点滴を実施していきます．

　いかがでしょう？　この患者さんのために，1分間に何滴ポタポタさせればよいか，わかりますか？　ここで必要になってくるのが，次の**公式**です．

$$1分間の滴下数 = \frac{点滴量(mL) \times 点滴筒のしずくが何滴で1mLになるか}{滴下時間(分)}$$

公式に上の数字を当てはめると…

$$1分間の滴下数 = \frac{500mL \times 20滴}{4時間 \times 60分}$$
$$= \frac{10000}{240分}$$
$$= 41.6\cdots$$
$$≒ 42$$

答え．1分間に42滴を滴下する

❶ 「時間」を「分」に直す知識が求められます．

❷ この部分の計算（小数の計算）が求められます．

$$\frac{10000}{240分} = 10000 \div 240$$

```
          41.6…
    240)10000
         960
         400
         240
         1600
         1440
         1600
```

❸ 四捨五入の知識が求められます．

　看護学校で，点滴の公式は教えてもらえますが，❶〜❸はすでに学習していることなので，詳しい説明はされないと思います．ですから，これまで学習した計算法をきちんと身につけておく必要があります．これからお伝えするのは，看護に必要な計算ばかりです．今のうちに，しっかり理解しておきましょう．

計算

小数を含む
計算を確認しよう

"小数"とは，小数点を用いて表現される数「0.1」などのことです．小数と，小数を含む計算は，看護を学ぶうえでとても重要です．"覚えているから大丈夫"という方もいるかも知れませんが，基本を振り返っておきましょう．

小数を用いた計算を学習する前に，間違わずに計算するために必要なポイントを2つお伝えします．

①計算は**筆算（ひっ算）**で行いましょう．筆算を行うことで**計算ミスを防げます**．また，後で見直すときもやりやすいです．

②筆算で計算していく際，**位を意識して計算**しましょう．このように位があやふやだと，間違いの原因となります．

```
      58
  13)756
     65
    106
    104
      2
```

小さい字で筆算していて間違えているケースをたびたび見かけます．ある程度の字の大きさで記入しましょう．そのほうが間違いが少なくなりますよ．

1）小数を含む値の「足し算」と「引き算」

ポイントは，小数点がある部分を揃えること

1.2 ← 小数点

〈足し算〉
例）3.34+2.7

```
  3.34
+ 2.7
―――――
  6.04
```

①小数点を合わせる
②ふつうに計算する
③小数点をそのままつける

小数点の位置をそろえる！

〈引き算〉
例）83.1－7.42

```
  83.10
-  7.42
―――――
  75.68
```

小数点以下で数字が書かれていない場合は「0」が隠れている

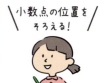

2）小数を含む値の「掛け算」

> ポイントは，小数点がないものとして計算して，小数点を後づけすること
> 例）1.5 × 0.7 ➡ 15 × 7 にして計算 ➡ 小数点を後づけ

では，実際に「26.12×0.5」を計算してみましょう．**小数点の動かし方がポイント**です．

1番目　小数点がある数字を小数点がない数字に変換する

① 26.12
② 26.12.（小数点を右に2つ動かす）
③「2612」となる

① 0.5
② 0.5.（小数点を右に1つ動かす）
③「5」となる

"〇つ動かした"ここが重要です!!

小数点を2つと1つ動かしたので，合計3つ動かしました．

この合計が後で必要となります!!

2番目　小数点を除いた値でふつうに計算をする

2612×5=13060

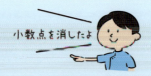

小数点を消したよ

3番目　小数点を後づけする

① 2612×5=13060.
② 2612×5=13.060.
③ 13.060̸
④ 13.06

出た答えの最後の数字の後ろに小数点が隠れています．

1番目で，小数点を合計3つ動かしたので，今度は左に小数点を3つ動かします

小数点から右側の最後の「0」は消すことになっているので，単純に「0」を消します
＊小数点から右側のことを「小数点以下」といいます

よって，26.12×0.5 の答えは **13.06** です．

計 算

練習問題 小数の練習問題だよ．たくさん解いて慣れよう！

13.4+164.1=

0.6+1.92=

66.6−27.5=

13.52−0.231=

4.7×9.12=

0.24×0.04=

※解答は40ページにあります．

計算ミスがないよう，もう一度計算し見直しをしましょう！

　看護師として働き出せば計算は電卓で行いますが，テストや看護師国家試験では手計算（紙と鉛筆を使用して行う計算）で行うことになります．試験において，計算ミスでの間違いは一番もったいないです．授業や看護師国家試験の勉強では，電卓は使わず計算問題に取り組むことはもちろん，解き終わったあとに計算ミスをしていないか，もう一度確認を行いましょう．

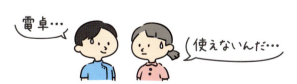

3）小数を含む値の「割り算」

ポイントは，**割る数の小数点をなくして計算すること**です．

『　○○　÷　△△　』

÷の前の数値＝「割られる数」　　　　÷の後ろの数値＝「割る数」

では，『**1.2÷0.24**』を計算してみましょう．

1番目　「割る数」に小数点がある場合は小数点がない数字に変換する

① 0.24

② 0.24.

小数点を右に2つ動かす

"割る数の小数点を「★つ」動かした"，この「★つ」がポイントとなります！

③「24」とする

2番目　「割られる数」の小数点の位置をズラす

1番目で小数点を「2つ」動かしたので，その分だけ，割られる数の小数点を動かします．

① 1.2

② 1.2 0.

割る数の小数点を「★つ」動かした分だけ，割られる数の小数点を「★つ」動かします．

③ 120

3番目　1番目・2番目で出てきた数字で割り算を行う

1番目で出てきた数字
割る数字「24」

2番目で出てきた数字
割られる数字「120」

▶ $120 \div 24 = 5$

よって，1.2÷0.24の答えは『**5**』です．

これが，そのまま『1.2÷0.24』の答えとなります．

```
      5
24) 120
    120
      0
```

38

計算

このような場合はどうする…❓

割られる数に小数が残る場合

0.136 ÷ 6.8

①割る数を小数のない形にする…6.8 ➡ 68
（小数点を右に1つ動かす）

②割られる数の小数を動かす……0.136 ➡ 1.36
（割る数の小数点を1つ動かしたので，こちらも1つ動かす）

この形（1.36÷68）で計算をする

```
       0.02
   ┌──────
68 )  1.36
      1.36
   ──────
         0
```

①割られる数に小数点が残った状態で計算を開始する
②ふつうに計算を行い，割られる数の小数点と同じ位置に，小数点を後づけする

 小数点を含む割り算はいちばん使用する計算です．必ずできるようになりましょう！

練習問題

37.2÷6.2＝

33.28÷3.2＝

0.264÷2.4＝

※解答は次ページにあります．

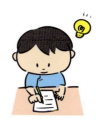

39

練習問題(p37)の解答

13.4 + 164.1 = 177.5

```
   13.4
+ 164.1
─────
  177.5
```
答え 177.5

0.6 + 1.92 = 2.52

```
   0.6
+ 1.92
─────
  2.52
```
答え 2.52

66.6 − 27.5 = 39.1

```
  66.6
− 27.5
─────
  39.1
```
答え 39.1

13.52 − 0.231 = 13.289

```
  13.52
− 0.231
──────
 13.289
```
答え 13.289

4.7 × 9.12 = 42.864

4.7 の小数点を右に1つ
9.12 の小数点を右に2つ
合計3つ小数点を右に動かした

```
    47
×  912
─────
 42864.
```
ここに隠れている小数点を左に3つ動かす.

答え 42.864

0.24 × 0.04 = 0.0096

0.24 の小数点を右に2つ
0.04 の小数点を右に2つ
合計4つ小数点を右に動かした

```
   24
×   4
────
   96.
```
ここに隠れている小数点を左に4つ動かす.

答え 0.0096

練習問題(p39)の解答

37.2 ÷ 6.2 = 6

①割る数の小数点を右に1つ動かして消します.
6.2→62
②小数点を1つ動かしたので割られる数の小数点も右に1つ動かします.
37.2→372
③「372÷62」の計算を行います.

```
       6
   ┌────
62 ) 372
     372
     ───
       0
```
答え 6

33.28 ÷ 3.2 = 10.4

①割る数の小数点を右に1つ動かして消します.
3.2→32
②小数点を1つ動かしたので割られる数の小数点も右に1つ動かします.
33.28→332.8
③「332.8÷32」の計算を行います.

```
        10.4
    ┌──────
32 ) 332.8
      32
     ───
      12
       0
     ────
      128
      128
      ───
        0
```
小数点の位置を合わせます

答え 10.4

0.264 ÷ 2.4 = 0.11

①割る数の小数点を右に1つ動かして消します.
2.4→24
②小数点を1つ動かしたので割られる数の小数点も右に1つ動かします.
0.264→2.64
③「2.64÷24」の計算を行います.

```
        0.11
    ┌──────
24 ) 2.64
      0
     ───
      26
      24
     ───
       24
       24
      ───
        0
```
小数点の位置を合わせます

答え 0.11

できたかな? 間違えた場合,もう一度38ページを見直してください.

計 算

小数点以下の数字と
四捨五入を確認しよう

小数点の後ろにある数字を，"小数点以下第○位"とよびます．看護師国家試験では小数を用いる計算問題が出題され，その問題文に，「小数点以下の数値が得られた場合には，小数点第2位を四捨五入すること」と出てきます．基本的な知識をここで確認しておきましょう．

1）小数点以下第○位とは

「3.154」という数字の場合
小数点から**右側1番目**を … 小数点以下第**1**位（上の数字なら『1』）
小数点から**右側2番目**を … 小数点以下第**2**位（上の数字なら『5』）
小数点から**右側3番目**を … 小数点以下第**3**位（上の数字なら『4』）

"1"が小数点以下第1位

3.154

"5"が小数点以下第2位

"4"が小数点以下第3位

2）四捨五入とは

数字が4以下なら**切り捨て**，
5以上なら**繰り上がり**することを
"四捨五入"といいます．

3.1~~4~~ ➡ 3.1

数字が「4」なので，
そのまま切り捨て

3.1~~5~~ ➡ 3.2

数字が「5」なので，
繰り上げをする

3）"小数点以下第○位"を四捨五入とは

「小数点以下第2位を四捨五入」という指示があったとします．これを言い換えると，「小数点以下第2位まで計算して求め，小数点以下第2位の数値を四捨五入しなさい」ということです．下の例でやってみましょう．

例1）「3.15」小数点以下第2位を四捨五入しなさい．
　　　　3.15 ➡ 小数点以下第2位の『**5**』を四捨五入 ➡ よって，『3.2』が答え

例2）「3.1」小数点以下第1位を四捨五入しなさい．
　　　　3.1 ➡ 小数点以下第1位の『1』を四捨五入 ➡ よって，『3』が答え

単位について確認しよう

看護を学びだすと, 量, 重さ, 長さ, 体積などを表す多くの"単位"が, あらゆる場面で出てきます. 単位(例えば cm→m, kg→g)を変換して公式にあてはめないと正確な値が得られないものもあります. 単位変換について確認していきましょう.

1）単位の基本ルール

とくによく出てきて重要な単位は, 「m(長さ)」「g(量)」「L(容積)」です. これを"基本の単位"として考えます. 単位が変わるにあたってどのようなルールがあるのでしょうか.

基本となる単位の1,000倍
(基本となる単位が1,000個つみかさなると読み方が変化する)

1/1,000になるごとに単位の表し方が変化する
(元になる単位を1,000等分すると読み方が変化する)

	キロ(k)	基本となる単位	ミリ(m)	マイクロ(µ)	ナノ(n)
長さ	km	m(メートル)	mm	µm	nm
重さ	kg	g(グラム)	mg	µg	ng
かさ (液体の量)	kL	L(リットル)	mL	µL・nL と表記できますが, 看護学校の授業では使用しないので省略します	

大 ← → 小

単位は「1,000」を基本として表記の方法が変わります!

2）単位変換の行い方

大きい単位を1つ小さい単位に変換する方法〔例：キロ(K)➡基本となる単位〕
▶ 大きい単位の数値 × 1,000 ＝ 1つ小さい単位の数値（例：1.5km×1,000＝1500m）

小さい単位を1つ大きい単位に変換する方法〔例：ミリ(m)➡基本となる単位〕
▶ 小さい単位の数値 × 0.001 ＝ 1つ大きい単位の数値（例：150㎜×0.001＝0.15m）

「cm」は単位の基本形から外れます．
「cm」の換算では「×1000」や「÷1000」は使えません

練習問題①

(1) 1,000m ＝ (　　　　)km　　(2) 1g ＝ (　　　　)mg
(3) 1,000mL ＝ (　　　　)L　　(4) 0.7m ＝ (　　　　)mm
(5) 500mg ＝ (　　　　)g　　(6) 0.01L ＝ (　　　　)mL

※解答は次ページにあります．

単位が変わる基本は「1,000 ずつ」だけど，「**cm**」という単位は例外になるよ．

1m の1/100 が cm となります

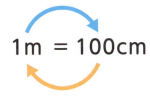

1m ＝ 100cm

1cmの100倍がmとなります

「m」を「cm」に変換するときは ×100
「cm」を「m」に変換するときは ×0.01

1cm の1/10 が mm となります

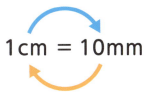

1cm ＝ 10mm

1mmの10倍がcmとなります

「cm」を「mm」に変換するときは ×10
「mm」を「cm」に変換するときは ×0.1

練習問題②

(1) 1.5m ＝ (　　　　)cm　　(2) 100mm ＝ (　　　　)cm
(3) 10cm ＝ (　　　　)m　　(4) 15cm ＝ (　　　　)mm

※解答は次ページにあります．

練習問題（p43①）の解答

(1) 1,000m ＝ (1)km　　(2) 1g ＝ (1,000)mg

(3) 1,000mL＝ (1)L　　(4) 0.7m ＝ (700)mm

(5) 500mg ＝ (0.5)g　　(6) 0.01L ＝ (10)mL

解答の仕方

◆**(1)(3)(5)は1つ大きい単位への変換ということになります.**
　この場合の求め方は {小さい単位の数値 ×0.001＝1つ大きい単位の数値} でしたね.
　よって, (1)は, 1,000m × 0.001 ＝ 1km ということになります.
　　　　(3)は, 1,000mL× 0.001 ＝ 1L　ということになります.
　　　　(5)は, 500mg × 0.001 ＝ 0.5g ということになります.

◆**(2)(4)(6)は1つ小さい単位への変換ということになります.**
　この場合の求め方は {大きい単位の数値 ×1000＝1つ小さい単位の数値} でしたね.
　よって, (2)は, 1g × 1,000 ＝ 1,000mg ということになります.
　　　　(4)は, 0.7m × 1,000 ＝ 700mm　ということになります.
　　　　(6)は, 0.01L × 1,000 ＝ 10mL　ということになります.

★**直感で行い, 1g＝0.001mg としてしまう間違いをときどきみかけるので注意しましょう.**

練習問題（p43②）の解答

(1) 1.5m ＝ (150)cm　　(2) 100mm ＝ (10)cm

(3) 10cm ＝ (0.1)m　　(4) 15cm ＝ (150)mm

解答の仕方

◆**(1)は m から cm への変換なので ×100 を行います.**
　よって, 1.5m × 100 ＝ 150cm ということになります.

◆**(2)は mm から cm への変換なので ×0.1 を行います.**
　よって, 100mm × 0.1 ＝ 10cm ということになります.

◆**(3)は cm から m への変換なので ×0.01 を行います.**
　よって, 1.5m × 100 ＝ 150cm ということになります.

◆**(4)は cm から mm への変換なので ×10 を行います.**
　よって, 100mm × 0.1 ＝ 10cm ということになります.

計算

3）時間の変換の行い方

分を時間に変換する … △分 ÷ 60 = ○○時間
例：30分 ÷ 60 = 0.5時間

時間を分に変換する … △時間 × 60 = ○○分
例：4.5時間 × 60 = 270分

割り切れないときは $\dfrac{△}{60}$ 時間 として表します

- 1年 = 365日
- 1日 = 24時間
- 1時間 = 60分
- 1分 = 60秒

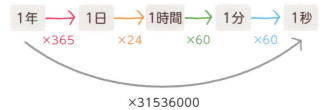

1年 →(×365) 1日 →(×24) 1時間 →(×60) 1分 →(×60) 1秒

×31536000

授業が始まる前に，最低限これだけは完璧にマスターしましょう

看護を勉強していくうえで，とくによく出てくる単位換算は…

『m』と『cm』 … 1m = 100cm
『g』と『mg』 … 1g = 1,000mg
『L』と『mL』 … 1L = 1,000mL

mLは『cc（シーシー）』と表現することもあります．
『 1mL = 1cc 』

+α

知っておきたい単位

★mg/mL（読み方：★ミリグラム・パー・ミリリットル）
　➡「1mL中に★mgが含まれる」ということを表しています．

★mL/kg/日（読み方：★ミリリットル・パー・キログラム・パー・デイ）
　➡「体重1kgあたり，1日で★mL」ということを表しています．

「／」が入ると，「／」の後ろの単位の前には「1」が隠れています．

「／」はスラッシュでなく「パー」と読みます．

百分率(パーセント)・割合
について確認しよう

　　百分率(パーセント)・割合の計算は,とても重要な学習課題ですが,苦手意識をもっている学生さん(社会人も)多いといわれます.大事なのは,"もとの数値"と"比べる数値",そして"割合"の3つの関係をきちんと把握することです.どのように考えればよいのか,一緒にみていきましょう.

※厳密にいうと百分率(パーセント)と割合は同じ意味ではないですが,数学の学習ではないので,一般的な社会認識としての百分率(パーセント)・割合について説明します.

1) 百分率(パーセント)・割合の概念

ある市と町の人口を例に考えてみましょう.
A市の人口は20,567人です.そのうち,高齢者は9,546人です.
B町の人口は954人です.そのうち,高齢者は432人です.
A市とB町を比較した場合,人口に占める高齢者が多いのはどちらですか.

▼

A市もB町も,どちらも人口が100人であるならば簡単に比較できます.
ならば,『もし100人であったらどうだろう?』と置き換えて考えればよいのです.

▼

この考え方が「百分率(パーセント)」です.

> A市とB町では人口が違うので,単純に比較できませんよね.このような場合に「百分率」を活用します.

百分率(パーセント)とは…
AとBを比べたいとき,もとの数を100にそろえて「百分率(パーセント)」を活用します.

　　百分率(パーセント)の数値は,全体を100としたときに,**100のうちどれぐらい占めているか**を表しています.つまり,下記のようなことを意味します.

100%とは…
全体の全部を占めています.

50%とは…
全体の半分を占めています.

10%とは…
全体の1/10を占めています.

計算

全体のうち，比べる数値がどれぐらいを占めているか考える際も，百分率（パーセント）を活用します．

このどのくらい占めているかを「割合」といいます．
1,200円のうち，600円が占める割合は50%です．
全体の数値 ── 比べる数値
（「もとの数値」ともいいます）

2）百分率（パーセント）と小数の関係

　パーセントは小数を使って表すことも可能です．
　100%は「1」，99%は「0.99」，98%は「0.98」…，2%は「0.02」，1%は「0.01」といったように表すこともできます．
　もし，パーセントにもともと小数がついている場合は，
99.1%は「0.991」，98.1%は「0.981」，2.1%は「0.021」，1.1%は「0.011」…
といったように，パーセントの値÷100 をすれば小数の値になります．
　また，小数×100 をすればパーセントの値になります．

%をはずす … 99.1（%）÷ 100 = 0.991
%をつける … 0.991 × 100 = 99.1（%）

3）百分率（パーセント）・割合の求め方

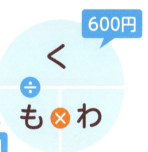

　右の図は「くもわ」といい，この図を活用することでパーセント・割合を求めることができます．
パーセント・割合 = 比べる数値 ÷ もとの数値 × 100

　「くもわ」の図を活用する場合，例えば，"割合"を求めたいのであれば，図の「わ」を隠します．すると，「く」と「も」だけが残り，"比べる数値"÷"もとの数値"を計算すればよいのだとわかります．前ページの，1,200円のうち600円が占める割合を求めるならば，600（円）÷1,200（円）を計算します．答えは0.5ですね．また，小数をパーセントで表したいときは，100を掛けるとお伝えしました．ですから，0.5×100＝50，つまり百分率で表すと，50%ということになります．

1,200円のうち600円の占める割合は50%と,なんとなく直感でわかったかもしれませんが,あらためて計算式にして確認してみましょう.

600÷1200×100=50 ＊計算パターンとしては次の【1】【2】があります.

【1】計算が苦手な人向け
　①600÷1,200を計算する

```
         0.5
  1200 ) 600
          0
        6000
        6000
           0
```

　②出た答え×100を計算する
　　0.5×100=50

　　　　　　　　　　　　答え:50%

【2】分数で一気に計算したい人向け
　①分数で1つの式にして
　　通分できるときは通分する

$$\frac{600 \times 100}{1200} = \frac{600}{12}$$

　②通分して出た式を計算する

```
         50
   12 ) 600
         60
          0
```

　　　　　　　　　　　　答え:50%

　テストや看護師国家試験では,パーセント・割合を求める問題がたびたび出題されます.計算ミスをしていないか確認するときも,「くもわ」を活用するができます.

『もとの数値×パーセントを小数にした値＝比べる数値』で確認します．

➡ 1,200円 × 0.5 ＝ 600円

比べる数値が600円なので割合の計算ミスはないと判断できます．
＊四捨五入している場合は近い値(近似値)になれば合っていると判断します．

練習問題 解いてみよう！

(1) 53%を小数にすると(　　　　　).

(2) 0.364をパーセントにすると(　　　　　).

(3) A市の人口は20,567人です.そのうち高齢者は9,546人です.B町の人口は954人です.そのうち高齢者は432人です.A市とB町を比較した場合,人口に占める高齢者が多いのはどちらですか.

※解答は次ページにあります．

48

計算

〈 MEMO 〉

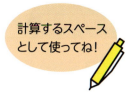

練習問題(p48)の解答

(1) 53%を小数にすると（ 0.53 ）.

(2) 0.364をパーセントにすると（ 36.4% ）.

(3) A市の人口は20,567人です．そのうち高齢者は9,546人です．B町の人口は954人です．そのうち高齢者は432人です．A市とB町を比較した場合，人口に占める高齢者が多いのはどちらですか．

(3)の解答の仕方

もとになる数が違うので，百分率（パーセント）を活用して比べます．

A市に占める高齢者の割合
　もとの数値 = 20,567人
　比べる数値 9,546人
　9,546 ÷ 20,567 × 100 = 46…%

```
          0.46…
20567 ) 9546
        0
        95460
        82268
        131920
        123402
        8518
```

B町に占める高齢者の割合
　もとの数値 = 964人
　比べる数値 = 432人
　432 ÷ 964 × 100 = 44…%

```
         0.44…
964 ) 432
      0
      4320
      3856
      4640
      3856
      784
```

*A市とB町の割合が比べられればよいので，比べられた時点で計算を終わりにします．

A市:0.46 × 100 = 46%　　B町:0.44 × 100 = 44%　　答え　A市の方が多い

★発展問題 看護学校で学ぶ問題を少し簡単にした問題です．

ある赤ちゃんの生まれたときの体重が2.95kgでした．5日後に体重が150g減っていました．生まれたときから何パーセント体重が減っていますか．小数点以下第2位を四捨五入しましょう．

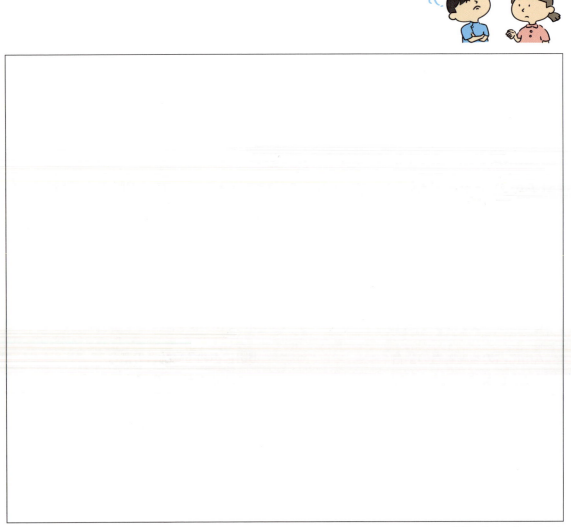

※解答は次ページにあります．

+α

今後，勉強をしていくと，**モル濃度(mol 濃度)**という言葉が出てきます．
「モル濃度」と「パーセント濃度」は別物ですが，パーセントがモルに変わったと考えれば，看護の授業はついていけます．むずかしく考え込まないで下さいね．

★発展問題(p50)の解答

　ある赤ちゃんの生まれたときの体重が2.95kgでした．5日後に体重が150g減っていました．生まれたときから何パーセント体重が減っていますか．小数点以下第2位を四捨五入しましょう．

式：150 ÷ 2950 × 100

解答の仕方

この問題は右の図のように，全体が2.95kgであり，その内の150gの割合はいくつですか，という問題です．つまり，もとの数値が2.95kgであり，比べる数値が150gということになります．

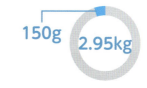

割合 ＝ 比べる数値 ÷ もとの数値 × 100

　　 ＝ 150g ÷ 2.95kg × 100ですが，計算をするときは，単位を合わせる必要があります．

　　 ＝ 150g ÷ 2950g × 100が式となります．

```
          0.0508
    2950 ) 150
             0
          1500
             0
         15000
         14750
          2500
             0
         25000
         23600
          1400
```

あとで×100をするので小数点第4位まで求める必要があります．

150÷2950=0.0508…となります．
ここに×100 なので，0.0508×100=5.08 となります．
小数点以下第2位四捨五入なので，
　　5.08 ➡ 5.1
よって，答えは　5.1%　となります．
計算ミスがないか確認してみます．
　2950×0.0508=149.86

四捨五入をしたため，近似値が得られていれば合っています．したがって計算ミスがないと判断できます．

答え 5.1%

濃度について
確認しよう

次は実際の看護師国家試験の問題です．

> 5％のクロルヘキシジングルコン酸塩を用いて0.2％希釈液2,000mLをつくるのに必要な薬液量を求めよ．
> （第104回 看護師国家試験午後90より抜粋）

上記問題の考え方と正答の求め方は看護学校で学習しますが，その前提となる濃度については，事前に理解しておかなければなりません．「濃度とは何か？」「濃度の求め方は？」一緒に学んでいきましょう．

1）濃度とは何か？

濃度とは…
液体の中に溶けている物質の量（割合）を濃度といいます．
濃度の表記にはさまざまなものがありますが，『パーセント』で表すことが多いです．

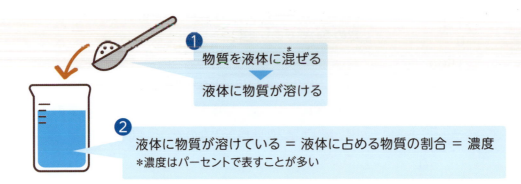

❶ 物質を液体に混ぜる
　液体に物質が溶ける

❷ 液体に物質が溶けている ＝ 液体に占める物質の割合 ＝ 濃度
＊濃度はパーセントで表すことが多い

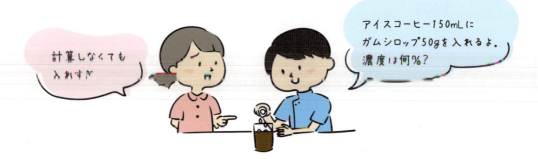

アイスコーヒー150mLにガムシロップ50gを入れるよ．濃度は何％？

計算しなくてもわかりますか

2）濃度（パーセント濃度）の求め方

濃度といっていますが，濃度とは，"液体の中に溶けている物質の量（割合）"なので，また「くもわの公式」がそのまま活用できます．
つまり，

濃度（割合） ＝ 比べる数値 ÷ もとの数値 × 100

- 比べる数値 → 溶けている物質の量(g)
- もとの数値 → 液体全体の量(g)

＊液体全体とは，「液体の量＋溶けている物質の量」

液体だけでなく，溶けている物質も含まれる部分がポイントです．

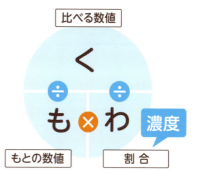

濃度を求める公式

濃度(％) ＝ 溶けている物質の量(g) ÷ {液体の量(g) ＋ 溶けている物質の量(g)} × 100

ポイントは…{液体の量(g)＋溶けている物質の量(g)}の部分
1. 単位はグラム(g)にすること　★液体が水の場合1mLは1g
2. 液体の量だけでなく，物質の量も加えること

＊問題によっては，すでに物質の量が加わっている場合もあるので注意が必要

アイスコーヒー150mLは150gなのかー．ガムシロが50gだから…
じゃ，50g÷{150g＋50g}×100＝25．濃度25％！

甘！

3）パーセント濃度から，溶けている物質の量(g)を求める

濃度は「くもわの公式」が活用できるので，"もとの数値×％を小数にした値"で，"溶けている物質の量"を求めることができます．

分かっている濃度から，溶けている物質の量(g)を求める公式

全体量(g) × ％を小数にした値 ＝ 溶けている物質の量(g)

＊全体量とは「液体の量(g)＋溶けている物質の量(g)」のことを指しています．

練習問題

（1）食塩40gを水460mLに溶かした場合のパーセント濃度を求めましょう.

（2）砂糖25gが溶けている水500mL. この場合のパーセント濃度を求めましょう.

（3）濃度8%の食塩水が600gある. このとき, 溶けている食塩の量を求めましょう.

（4）濃度12%の水溶液を500gつくるために必要な水の量を求めましょう.

※（1）（2）の解答は次ページ,（3）（4）の解答は56ページにあります.

計 算

練習問題（p54）の解答

（1）食塩40gを水460mLに溶かした場合のパーセント濃度を求めましょう．

解答の仕方

食塩40gを水460mLに溶かすのだから，全体の量は40g ＋ 460mL ＝ 500gとなります．
よって，式は『40g ÷ 500g × 100』となり，下記の計算をしていきます．

```
        0.08
   500 ) 40
          0
        400
          0
       4000
       4000
          0
```

40 ÷ 500 ＝ 0.08となり，×100を行います．
　0.08 × 100 ＝ 8

よって，答えは 8% です．

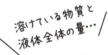

53ページを読みながらやってみたら解けた！

（2）砂糖25gが溶けている水500mL．この場合のパーセント濃度を求めましょう．

解答の仕方

砂糖25gが溶けている水500mLとあります．水に砂糖が"溶けている"ため，全体量は500mLであることがわかります．よって，計算式は，25g ÷ 500g × 100となります．

```
        0.05
   500 ) 25
          0
        250
          0
       2500
       2500
          0
```

25 ÷ 500 ＝ 0.05となり，×100を行います．
　0.05 × 100 ＝ 5

よって，答えは 5% です．

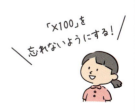

55

練習問題（p54）の解答

（3）濃度8%の食塩水が600gある. このとき, 溶けている食塩の量を求めましょう.

解答の仕方

この問題は, わかっている濃度（%）から, 溶けている物質の量を求める問題です.
そのため, 式は, 全体量(g)× % を小数にした値＝溶けている物質の量(g)を使います.
600×0.08になります.

$$
\begin{array}{r}
600 \\
\times\ \ 0.08 \\
\hline
48.00
\end{array}
$$

小数点の後に数字が2つあるので,
答えの小数点は左に2つ動かします

600×0.08＝48なので

答えは48gとなります.

（4）濃度12%の水溶液を500gつくるために必要な水の量を求めましょう.

解答の仕方

　この問題では水溶液の全体量が500gだとわかっています.
　全体量(500g) ＝ 濃度12%で溶けている物質 ＋ 液体の量なので, 溶けている物質の量が
わかれば, 液体量を求めることができます.
　53ページの, パーセント濃度から溶けている物質の量(g)を求める公式を思い出してください.
　公式に当てはめると, 全体量(500g) × %を小数にした値 ＝ 溶けている物質の量, でしたね.
12%を小数にすると0.12です.
　したがって, 溶けている物質の量は, 500 × 0.12 で, 計算すると, 60gになります.

$$
\begin{array}{r}
500 \\
\times\ \ 0.12 \\
\hline
60.00
\end{array}
$$

全体量が500g, 溶けている物質の量が60gなので,
500−60の式がたてられ, 答えは440gとなります.

計算

速さ・時間・道のり(距離)
について確認しよう

速さ・時間・道のり(距離)にも,「くもわ」と同様にそれぞれの値に関係性があって,その公式が「みはじ」の図になります.

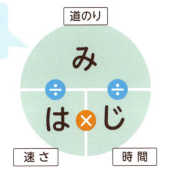

看護では,道のりでなく"量"と置き換えます.

速さ ＝ 道のり ÷ 時間
時間 ＝ 道のり ÷ 速さ
道のり(距離) ＝ 速さ × 時間

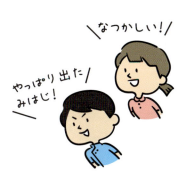

なつかしい！
やっぱり出た/みはじ！

1)「速さ」の表し方

速さ・時間,道のりの求め方を学習する前に,速さの表記の仕方について説明します.
小学校では「時速○○km」や「分速××m」として学習しました.これは,次のような意味になります.

時速○○km ➡ 1時間に○○km進む
分速××m ➡ 1分間に××m進む

一般的に記述される時速や分速を,医療現場では次のように表記します.点滴や心拍出量の速度などで,よく用いられます.

> 時速○○km ➡ 1時間に○○km 進む … 医療現場での表記 ＝ ○○ km/ 時(h)
> 分速××m ➡ 1分間に××m 進む … 医療現場での表記 ＝ ×× m/ 分(min)
>
> さらに,看護では『道のり』は『量』に置き換えるので,km・mの部分は mL になります
> ○○mL/ 時(h) ＝ 1時間に○○mL　××mL/ 分(min) ＝ 1分間に××mL

＊時(h)とは時間のことであり,「時」で表すときもあれば,「hourのh」で表すこともあります.分(min)も同様の考え方です.

2）「速さ」の求め方

速さを求めるときは下記の公式を用います.

時間の単位が，そのまま速さの単位となります
＊時間なら『時間』　分なら『分』　秒なら『秒』

$$速さ（○○単位/時間）＝道のり（単位）÷時間$$

道のりの単位が，そのまま速さの単位となります
＊mLなら『mL』　Lなら『L』

つまり，<u>求めたい速さに応じて，
すべての単位を合わせることが重要です.</u>

求めたい単位は**○ml/分**

例 <u>1Lの点滴を6時間で患者さんに投与する.1分間で何mL投与すればよいか?</u>

1LをmLに直す ➡ 1,000mL 　　　　6時間を分に直す ➡ 60分 × 6 ＝ 360分

1,000mL ÷ 360分 ＝ 2.77… 　　　　　　　　　　　　　　答え　<u>2.8**mL/分**</u>

3）「時間」の求め方

時間を求めるときは下記の公式を用います.
ポイントは，速さの単位が基準になるということです.

**速さの単位の時間の部分が，
『時間』なら出てくる答えは『時間』，
『分』ならば出てくる答えは『分』**

$$時間（時間or分）＝道のり（単位）÷速さ（単位/時間）$$

速さの単位に，道のりの単位は合わせます
＊mL/時間なら『mL』に，　L/時間なら『L』に

例 速さ50mL/hで，0.5Lを患者さんに点滴投与する.点滴にかかる時間はいくらか?
速さの単位に合わせるから，0.5Lは500mLで計算する
➡ 500 ÷ 50 ＝ 10
速さの単位はmL/**h**だったので，答えは 10時間 となります.

計 算

４）「道のり（量）」の求め方

時間を求めたときと同様に，**速さの単位を基準**にして計算します.

> **速さの単位の単位の部分が，**
> **『mL』なら，道のり（量）の単位は『mL』**
> **『L』なら，道のり（量）の単位は『L』**

道のり（単位） ＝ 速さ（単位/時間） × 時間（時間or分）

> **速さの単位に，時間を合わせます.**
> ＊『h』なら『時間』に， 『分』なら『分』に

練習問題

(1) 250kmの道のりを4.5時間かけて移動した. そのときの時速は何kmですか? 小数点以下第2位を四捨五入して答えを求めましょう.

※解答は次ページにあります.

(2) 525mLの点滴を3.5時間かけて実施する. そのときの1分あたりの投与量（mL）を求めましょう.

※解答は61ページにあります.

59

(3)残量120Lの酸素ボンベ. 1分間で3Lずつ使用する. 使用できる時間は何分ですか?

(4)速さ4.5km/時で, 30分移動した. 移動した距離は何kmですか?

※解答は次ページにあります.

練習問題(p59 の(1))の解答

(1)250kmの道のりを4.5時間かけて移動した. そのときの時速は何kmですか? 小数点
以下第2位を四捨五入して答えを求めましょう.

解答の仕方

求める速さは「km/ 時間」なので, 式は次のようになります.

(式)250km ÷ 4.5時間

割る数が4.5の小数なので, 小数点を1つ動かし45にします. よって, 割られる数は2500になります.

```
          55.55
     45 ) 2500
          225
          250
          225
          250
          225
          250
          225
           25
```

250km ÷ 4.5時間の答えは55.55…となります.

小数点以下第2位を四捨五入なので,

55.55 ➡ 55.6

よって, 求める答えは 55.6km/h となります.

計算

練習問題（p59 の（2）・p60 の（3）（4））の解答

（2）525mLの点滴を3.5時間かけて実施する. そのときの1分あたりの投与量（mL）を求めましょう.

解答の仕方

1分あたりの投与量はいくらかなので, 求める速さは「mL/分」になります.
そのため, 3.5時間を分に直す必要があります. 3.5時間 × 60 ＝ 210分.
よって, 式は 525mL ÷ 210分 となります.

```
        2.5
210 ) 525
       420
      1050
      1050
         0
```

525mL ÷ 210分の答えは 2.5 となります.

よって, 求める答えは 2.5mL/分 となります.

（3）残量120Lの酸素ボンベ. 1分間で3Lずつ使用する. 使用できる時間は何分ですか?

解答の仕方

1分間で3L使用しているとあるので, 速さは 3L/分 であることがわかります.
よって, 道のり（量）の単位は「L」である必要があります. 120Lとあるので, そのまま式をたてます.
（式）120L ÷ 3L/分 となり, 答えは 40分 となります.

（4）速さ4.5km/時で, 30分移動した. 移動した距離は何kmですか?

解答の仕方

速さの単位が「km/時」なので, 求める式の時間は「時間」となります.
よって, 30分では計算できないので, 30分を時間に直します. 30分 ÷ 60 ＝ 0.5時間.
式は, 4.5km/時 × 0.5時間となり, 出てくる答えは 2.25 となります.
速さの単位は「km/時」だったので, 移動した距離は 2.25km と求めることができます.

```
   4.5
 × 0.5
  2.25
```

小数点の後ろに数字が2つあるので,
出てきた答えの小数点を左に2つ動かします.
答えは 2.25km となります.

比例式（比の計算）
について確認しよう

　　あるジュースには、500mL中に砂糖が58g含（ふく）まれています．200mL中には何gの砂糖が含まれていますか？
このように、**前のものと後のものを比較（ひかく）するような場面で、ある値を求めたい場合は比例式**を使用します．
　　この場合は、500mL：58g ＝ 200mL：X という式になります．

１）比例式のたて方

① 「何か」と「何か」を比べるが、その一部がわからないときに「比例式」を使います．
② 比例式をたてるときには、「＝」の左右で同じ単位の順番になるようにして下さい．

 ジュース 500mL に 58g の砂糖．200mL 中には砂糖は何g入っているか

　　500mL：58g ＝ 200mL：Xg

　　　　＝の右と左で単位の順番を合わせます

　⚠　これはダメ→ 500mL：58g ＝ Xg：200mL
　　　　＝の右と左で単位の順番が違うので比例式になりません．

２）比例式の計算の仕方

500：58 ＝ 200：X
　500X ＝ 58 × 200　←『外側×外側』＝『内側×内側』の計算を行います．
　500X ＝ 11,600
　　　X ＝ 11,600 ÷ 500　← Xの値の数で割り算します．
　　　X ＝ 23.2

答え　23.2g

計 算

練習問題

(1) 100gで118円の豚肉. 220gの場合はいくらになりますか? 小数点以下第1位を四捨五入して求めましょう.

(2) 2mL中に20mgの薬剤が溶けている. そのうち, 「12mgのみを患者に投与」の指示が医師より出た. 何mL投与すればよいですか?

※解答は次ページにあります.

練習問題（p63）の解答

(1) 100gで118円の豚肉. 220gの場合はいくらになりますか? 小数点以下第1位を四捨五入して求めましょう.

解答の仕方

= の右と左で単位を合わせて比例式をたてるので, 式は次のようになります.

100g : 118円 = 220g : X円

上記の式を計算します.

100X = 25,960

X = 25,960 ÷ 100

X = 259.6

259.6 を四捨五入して,
答えは 260 円 となります.

```
         259.6
    100)25960
        200
        ----
        596
        500
        ----
        960
        900
        ----
        600
        600
        ----
          0
```

(2) 2mL中に20mgの薬剤が溶けている. そのうち,「12mgのみを患者に投与」の指示が医師より出た. 何mL投与すればよいですか?

解答の仕方

前の練習問題と同様に「 = の左右の単位に注意」しながら比例式をたてます.

2mL : 20mg = X mL : 12mg

20X = 24

X = 24 ÷20

X = 1.2

よって, 答えは 1.2mL となります.

```
        1.2
    20)24
       20
       --
       40
       40
       --
        0
```

第3章 理科

1. 化学について理解を深めよう
2. 物理現象について理解を深めよう
3. 生物(ヒトの身体)のしくみを確認しよう

講義動画の見方

トップメニューから順番に動画を確認

動画も視聴しよう!

お使いのブラウザに,下記URLを入力するか,右の2次元バーコードを読み込むことで,動画が再生されます.
https://gakken-mesh.jp/hkfb/3.html

看護を学習するうえで押さえておきたい「理科」とは

　ヒトの生体反応は，生物学だけでなく，化学や物理学の知識も活用して理解する必要があります．例えば，呼吸のメカニズムを学習する際，看護学校では次のような講義が行われます．

空気中の酸素分圧は160Torrですが，気道には二酸化炭素が残っているので，このようになります．

❶ 肺胞の中で生じているO₂・CO₂の分圧
- 酸素分圧：100 Torr（mmHg）
- 二酸化炭素分圧：40 Torr（mmHg）

❷ 全身から戻ってきた血液（静脈血）
- 酸素分圧：40 Torr（mmHg）
- 二酸化炭素分圧：46 Torr（mmHg）

❹ 全身へ向かう血液（動脈血）
- 酸素分圧：100 Torr（mmHg）
- 二酸化炭素分圧：40 Torr（mmHg）

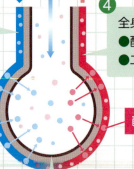

二酸化炭素　　酸素

❸ Ⅰ型肺胞上皮細胞（肺実質）でガス交換が行われる
- 拡散によって肺胞の中の分圧と同じくなる

つまり，拡散の作用により酸素と二酸化炭素の交換（ガス交換）が行われることが呼吸です．

　講義を担当する先生は，上記のような図を用いて説明して下さると思いますが，呼吸という生理現象を理解するためには，「呼吸とは，酸素を吸って二酸化炭素を排出する」という生物学の知識，「酸素＝O₂，二酸化炭素＝CO₂」という元素記号や化学式の知識，さらには「拡散」という物理現象の知識などが必要となってきます．
　しかし，これらの知識は看護の授業で教わるものではなく，中学校ですでに学習している内容であるため，みなさん全員が知っている，習得しているはずの知識として講義が進みます．ですから，なんとなく曖昧に覚えている方は，ここでしっかりと知識を再確認し，理解しておく必要があります．ここで学ぶことがベースになって，解剖生理学や病態生理学の勉強につながります．看護の授業が始まったら，その知識をアップグレードさせるとよいですよ．

化学
について理解を深めよう

化学とは，あらゆる物質の構造や性質，また，その物質と別の物質のあいだに，どのような反応や変化が起こるかを研究する学問です．さまざまなカテゴリーがありますが，看護を学ぶうえで大変重要な，とくに理解を深めてほしい項目を厳選しました．一緒に学んでいきましょう．

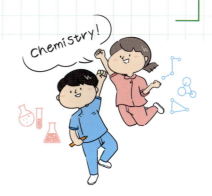

1）物質の表し方

　私たちの身体や，私たちをとりまく物質，本もゲームもスマホも，すべては原子からできています．原子は目には見えないレベルの粒子であり，これを記号で表したものが原子記号です．**元素記号**ともいいます．酸素はO，水素はH，などですね．まず覚えておきたいのは，元素記号で**アルファベットが何を表しているか**，です．

　さらに，この元素記号を用いて物質を表したものを**化学式**といいます．たとえば水は2つの水素と1つの酸素から成り立っており，H_2Oというアルファベットと数字からなる化学式で表されます．

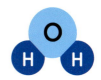

　また，**イオン**，という言葉もよく聞くと思います．物質は，水に溶けたときにイオンになる物質と，イオンにならない物質があります．**水に溶けたときイオンになる物質を電解質**ともよびます．例えば食事で吸収されたミネラルは，電解質の状態で身体に存在しています．電解質は水の中で電気を帯び，＋の電気をもったイオンが陽イオン，－の電気をもったイオンが陰イオンに分類されます．

人体の構造や機能, 薬のメカニズムなどを学ぶと, これらの記号や式はおなじみになっていくことでしょう. よく出てくるものを下記にまとめました. 確認しましょう.

物質名	元素記号 or 化学式	イオンの表し方（読み方）
ナトリウム	Na	Na^+（ナトリウムイオン）
カリウム	K	K^+（カリウムイオン）
クロール（塩素）	Cl	Cl^-（塩化物イオン）
カルシウム	Ca	Ca^{2+}（カルシウムイオン）
マグネシウム	Mg	Mg^{2+}（マグネシウムイオン）
リン	P	体内のPは酸素と結合してHPO_4^{2-}（リン酸イオン）
鉄	Fe	Fe^{2+}, もしくは, Fe^{3+}（2価鉄イオン or 3価鉄イオン）
水素	H	H^+（水素イオン）
水酸化物イオン		OH^-
炭酸水素イオン		HCO_3^-
酸素	O_2	
二酸化炭素	CO_2	
水	H_2O	

水に溶けるイオンが電解質なんだ

電解質＝ミネラルだったな

練習問題

次の問題に答えましょう.
(1)「Na」の物質名 （　　　　）　　(2)「K」の物質名 （　　　　）
(3)「酸素」の化学式 （　　　　）　　(4)「二酸化炭素」の化学式 （　　　　）
(5)「カルシウムイオン」のイオン式（　　　　）(6)「炭酸水素イオン」のイオン式（　　　　）

※解答は次ページにあります.

2）pH（水素イオン濃度）

「ピーエイチ」とよびますが「ペーハー」とよぶときもあります

リトマス試験紙の実験を覚えていますか？
　リトマス試験紙で, 色の変化を観察し, 液体の酸性・中性・アルカリ性を調べたと思います. ここでは, その"酸性・中性・アルカリ性"について確認しましょう.

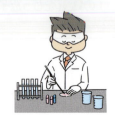

68

液体は必ず,「酸性・中性・アルカリ性」のどれかに分類することができます.

ただし,
酸性の中でも程度があり,酸性が強い場合もあれば,弱い場合もあります.
アルカリ性も程度があり,アルカリ性が強い場合もあれば,弱い場合もあります.

＊中性には程度がありません
（中性には,強いも弱いもないのです）

↓

酸性やアルカリ性の程度を言葉で表すことは混乱をまねくので,**数字を使って,酸性・アルカリ性の程度を示します.それが"pH"です.**
pHと液性は下の図のように決まっています.

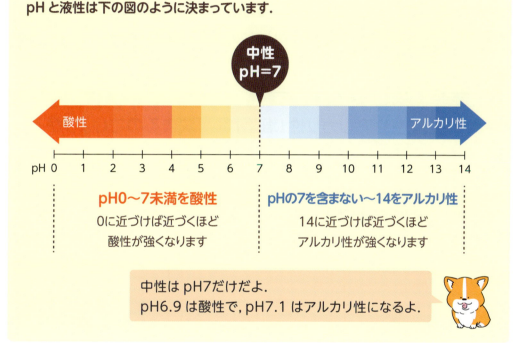

中性はpH7だけだよ．
pH6.9は酸性で,pH7.1はアルカリ性になるよ．

練習問題（p68）の解答

(1)「Na」の物質名　（ ナトリウム ）　　(2)「K」の物質名　（ カリウム ）
(3)「酸素」の化学式　（ O_2 ）　　(4)「二酸化炭素」の化学式　（ CO_2 ）
(5)「カルシウムイオン」のイオン式（ Ca^{2+} ）　(6)「炭酸水素イオン」のイオン式（ HCO_3^- ）

練習問題

次のpHは，酸性・中性・アルカリ性のどれに当てはまりますか？
pH2＝（　　　　　）　　pH12＝（　　　　　）　　pH7＝（　　　　　）
pH7.4＝（　　　　　）　　pH6.5＝（　　　　　）　　pH7.1＝（　　　　　）

※解答は次ページにあります．

このように，酸性・中性・アルカリ性はpHを使用して表すのですが，数値ではなく，言葉で述べる場合は，酸性の中でも，酸性の度合いが強い場合を"**強酸性**"，酸性の度合いが弱い場合を"**弱酸性**"，アルカリ性の中でも，アルカリ性の度合いが強い場合を"**強アルカリ性**"，アルカリ性の度合いが弱い場合を"**弱アルカリ性**"とよびます．なお，アルカリ性は"**塩基性**"ともよばれます．

+α

どのように，酸性やアルカリ性（塩基性）が決まるのでしょうか？

それは，液体の中に溶け込んでいる水素イオン（H^+）と水酸化物イオン（OH^-）のバランスによって決まります．
* **酸性**：水素イオンが多く，水酸化物イオンが少ない．
* **中性**：水素イオンと水酸化物イオンが等しい．
* **アルカリ性（塩基性）**：水素イオンが少なく，水酸化物イオンが多い

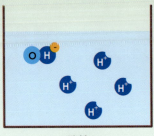

酸性
〈$H^+ > OH^-$〉

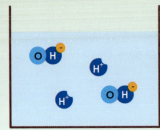

中性
〈$H^+ = OH^-$〉

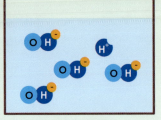

アルカリ性
〈$H^+ < OH^-$〉

通常は，「水素イオン（H^+）の濃度」を基準として考えます．水素イオン濃度が高いとき液体は酸性に傾きますが，酸性を表すとき，pHの数字は小さくなります．P69の図を再確認して，混乱しないようにしましょう．

あべこべになるんだね

3）大気中の物質（酸素濃度）

私たち人間をはじめ，地球上の多くの生物にとって，**空気**は生きるために必要不可欠なものです．空気は次のような物質で成り立っています．

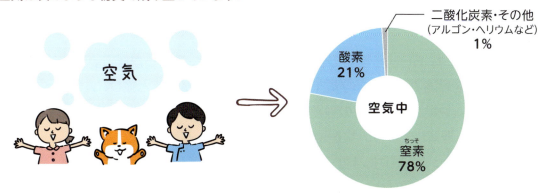

ポイントは，空気中に含まれる酸素の割合は21％ということです．

　人間は呼吸をして「酸素」を取り込むと理解している人は多いと思いますが，実際に吸っているのは「空気」であり，その中に混ざっている**21％の酸素**を取り込んでいます．

　もし，空気中の酸素の割合が低ければ（21％未満），どんなに空気を吸っても酸素が足りない状況になります．逆に空気の中の酸素の割合が高ければ（21％以上），空気の吸い込みが少なくても，酸素が濃いので，呼吸が楽になります．

➡これを治療に活用したのが，**酸素療法**です．

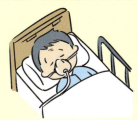

+α

カルテや看護記録に，「ルームエアー（Room Air）」という単語が出てくることがあります．これは，人工的に酸素を吸っていない（通常どおり，空気中から酸素を取り込んでいる）ことを意味しています．

練習問題（p70）の解答

次のpHは，酸性・中性・アルカリ性のどれに当てはまりますか？

pH2 ＝（　**酸性**　）　　pH12 ＝（　**アルカリ性**　）　　pH7 ＝（　**中性**　）
pH7.4 ＝（　**アルカリ性**　）　　pH6.5 ＝（　**酸性**　）　　pH7.1 ＝（　**アルカリ性**　）

物理現象
について理解を深めよう

物理学は，あらゆる物質の性質・作用や現象と，それらが起こる普遍的な法則を理論で裏づける学問です．看護においても，化学と並び，人体のメカニズムや実践する技術の根拠として非常に重要な分野です．ここでは，とくによく理解してほしい物理現象「拡散と浸透」，「陽圧と陰圧」，「てこの原理」に絞ってご説明します．この基本が身についていると，今後の授業の理解がスムーズになり，さらに看護師になってからの業務にも役立ちます．

1）拡散と浸透

拡散や浸透を理解する際にポイントとなることは，「**気体や液体中のあらゆる物質は，同じバランスになるように調整される**」ということです．次の図は，その現象を具体的に表したものです．

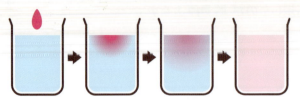

水に一滴の赤インクを垂らすと，自然に水と赤インクは混ざり合っていきます．その理由は，下記によるものです．

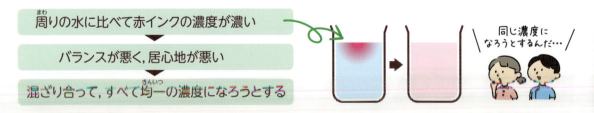

- 周りの水に比べて赤インクの濃度が濃い
- バランスが悪く，居心地が悪い
- 混ざり合って，すべて均一の濃度になろうとする

自然界では，濃度が別々の気体や液体があるとき，同じ濃度になろうとする性質があります．
➡ このときの現象を，拡散や浸透とよびます．

まず，拡散からご説明します．

拡散とは，**濃度の高い空間から，低い空間に物質が移動して，同一の濃度になる現象**をいいます．

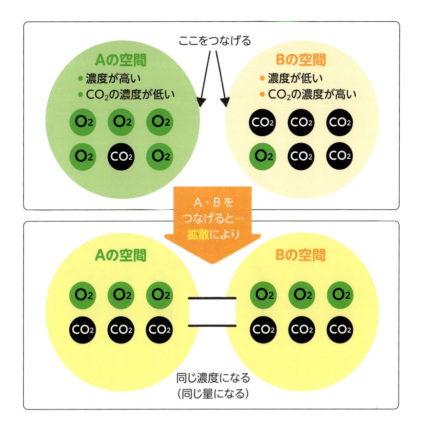

AとBをつなげたことで，Aの酸素（O_2）はBの空間に移動し，Bの二酸化炭素（CO_2）はAの空間に移動します．これが，「拡散」という現象です．

練習問題

物理現象で生じる「拡散」について自分の言葉で説明しましょう．

※模範解答は75ページにあります．

つぎに、浸透についてご説明します．

浸透とは、「濃度の高い液体と濃度の低い液体を半透膜（はんとうまく）で遮（さえぎ）ったときに、濃度を均一（きんいつ）にしようとして、濃度の高いほうへ水分が引き寄せられる現象」をいいます．

半透膜とは、水は自由に通過できるけど、水に溶（と）けている物質は行き来できないようになっている膜のことだよ．

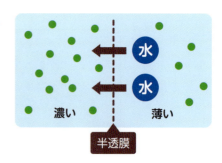

アルブミンが溶（と）けた水を例にして図示します．

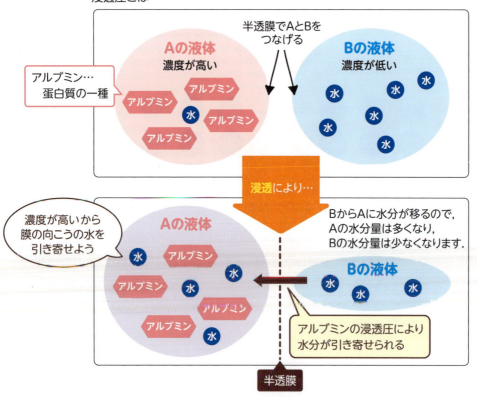

このように浸透が生じる際に、物質が水分を引き寄せる力を**浸透圧**といいます．

練習問題

物理現象で生じる「浸透」について自分の言葉で説明しましょう．

※模範解答は次ページにあります．

練習問題（p73）の模範解答

物理現象で生じる「拡散」について自分の言葉で説明しましょう．

【解答例】
濃度が別々のものを混ぜ合わせたとき，濃度の高い空間から濃度の低い空間に物質が移動し，最終的に均一の濃度になる現象．

練習問題（p74）の模範解答

物理現象で生じる「浸透」について自分の言葉で説明しましょう．

【解答例】
濃度が異なる液体を半透膜で遮ったとき，濃度の高い液体の方へ水分が移動する現象．

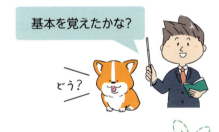

2）陽圧と陰圧

　もし，大空を飛行中の飛行機の窓や扉が割れたらどうなるでしょう？　答えは，飛行機の中の人や荷物は，勢いよく飛行機の外，つまり空中に吹き飛ばされます．車の場合はどうでしょう．走行中に窓を開けると中に風が入ってきて，外に飛ばされるようなことはありませんよね．

　飛行機の場合だけ外に吹き飛ばされてしまうのは何が原因でしょうか．これは，飛行中の機内の空気量と，機外の空気量が関係しています．

　前述の"拡散と浸透"のページでお伝えしたように，**空気にも，隣り合った空間の気体と，均一になろうとする性質**があります．つまり，"多くの空気が集まっている場所"と，"少ない空気が集まっている場所"があったとすると，**多くの空気がある場所から，少ない空気しかない場所へ，空気が流れて，均一になろうとする**ということです．

空気が多い場所を"**陽圧**"・空気が少ない場所を"**陰圧**"といいます．
➡空気は陽圧から陰圧に流れます（逆の流れは生じません）．
＊空気を送り出すことを陽圧，空気を引き込むことを陰圧とも考えることができます．

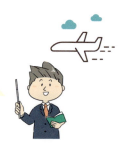

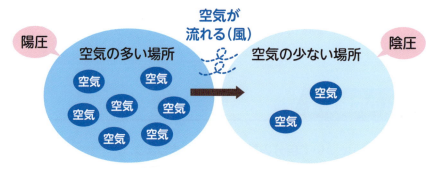

練習問題

図のように「陽圧」と「陰圧」が分かれている空間がある．このとき，空気の流れはどうなりますか？ 図に空気の流れを直接書き込んでみましょう．

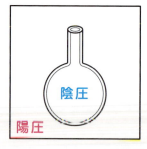

※解答は次ページにあります．

3）てこの原理

　看護師の業務では，寝たきりの患者さんや自由に動けない患者さんを移動させることが必要となってきます．人間の重さは40kg台〜100kg台までさまざまですが，単純に考えて40kg台であっても，動かすのは簡単ではありません．それだけでなく，力まかせに患者さんを動かすことは，患者さんの負担にもなってしまいます．
　そこで，看護学校では，少ない力で患者さんを動かし，看護師の負担も軽減する**ボディメカニクス**という技術を学習します．その技術の土台となる，「**てこの原理**」を学習していきましょう．

理科

てこの原理とは，「**支点**」「**力点**」「**作用点**」を活用し，**少ない力で重いものを持ち上げる**ことのできる原理です．

支点	てこ(棒)を支える部分
力点	ちからを加える部分
作用点	加えた力が働く部分

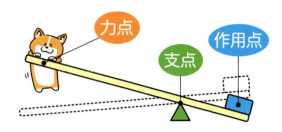

活用例① 力点と支点が離れれば離れるほど，少ない力で作用点にある物体を持ち上げやすくなります．

 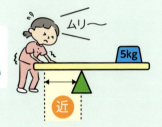 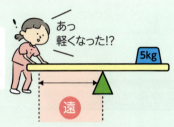

活用例② 作用点と支点が近ければ近いほど，少ない力で作用点にある物体を持ち上げやすくなります．

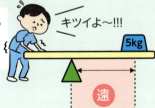 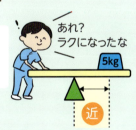

この知識を応用して患者さんを動かすときには，患者さんと看護師の距離はなるべく近づけることが大切になります（看護技術の授業が始まったら，他にもボディメカニクスのポイントを学習していきます）．

練習問題（p76）の解答

図のように「陽圧」と「陰圧」が分かれている空間がある．このとき，空気の流れはどうなりますか？ 図に空気の流れを直接書き込んでみましょう．

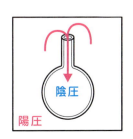

77

生物（ヒトの身体のしくみ）を確認しよう

この分野に関しては，今後，看護学校でかなり詳しく学習をしていきます．しかし，中学校で習った"ヒトの身体のしくみ"を覚えている・覚えていないによって，授業中の負担が大きく異なってきます．そのため，本格的に授業が始まる前に，ここでおさらいしておきましょう．内容はあくまでも中学校レベルです．看護学校では，ここで学習した知識を土台にアップデートしていきましょう．

1）生物の細胞

中学校で学習したのはおもに植物の細胞だと思いますが，看護の対象は人間なので，**ヒトの細胞**について確認しましょう．

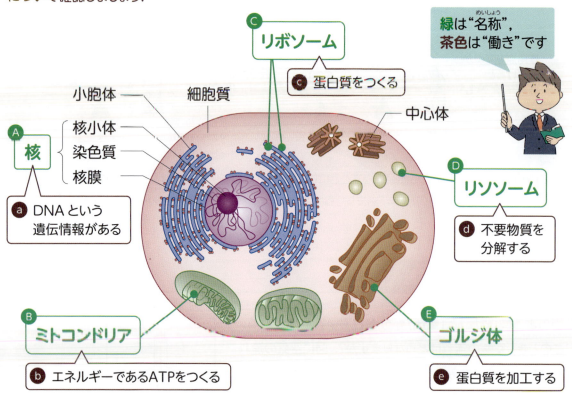

理科

ヒトの身体は，約37兆個の細胞が集まってできています．細胞の1つひとつには，核やミトコンドリアなどが含まれており，それらを**細胞小器官**といいます．細胞の中に，どのような細胞小器官があるかを知っておくことはもちろん，細胞小器官の働きについても確認しておきましょう．

細胞小器官	働き
Ⓐ 核	ⓐ DNAという遺伝情報がある
Ⓑ ミトコンドリア	ⓑ エネルギーであるATPをつくる
Ⓒ リボソーム	ⓒ 蛋白質をつくる
Ⓓ リソソーム	ⓓ 不要物質を分解する
Ⓔ ゴルジ体（ゴルジ装置）	ⓔ 蛋白質を加工する

ATPについては86ページを参考にしてね

練習問題

前ページの細胞のイラストを模写し，細胞小器官の名称と働きを記入しましょう．

＊解答は78ページの図で確認しましょう．

2）循環器系

　ヒトは，生きるために必要な**酸素**と**栄養**を，血液で全身に運んで生きています．全身に運ぶために必要となるのが**心臓**と**血管**です．

　心臓と血管を合わせて，**循環器系**といいます（実際には，リンパ管なども含まれます）．

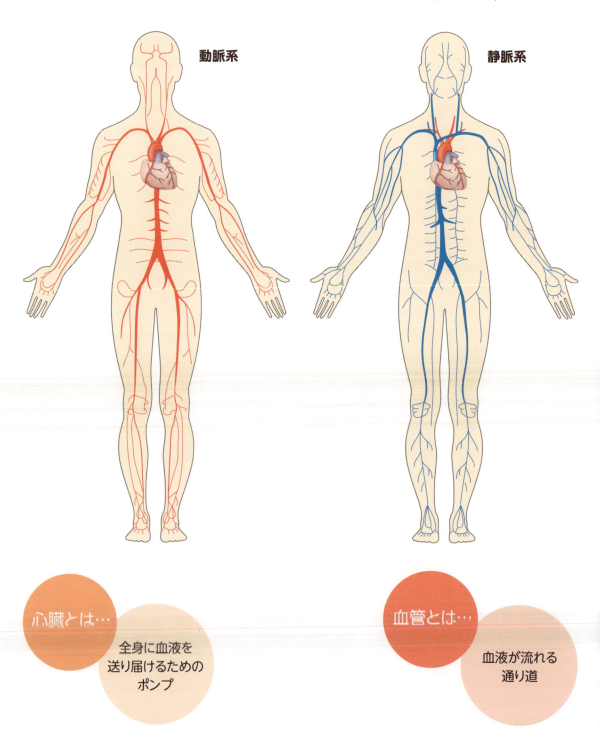

1 心臓で理解しておきたいポイント

心臓は4つの部屋に区切られています．
その4つの部屋は

右心房	左心房
右心室	左心室

とよばれます．

心臓は4部屋なんだ

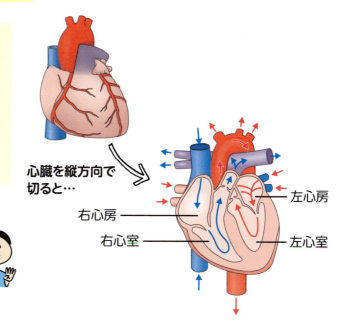

心臓を縦方向で切ると…

右心房 / 左心房 / 右心室 / 左心室

右心房は… 全身を回った血液が戻ってくる

右心室は… 右心房から血液を受け取り，肺に血液を送る

左心房は… 肺を回った血液が戻ってくる

左心室は… 左心房から血液を受け取り，全身に血液を送る

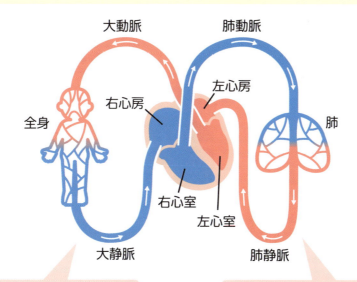

左心室 ➡ 全身 ➡ 右心房の血液の循環を "**体循環**" といいます

右心室 ➡ 肺 ➡ 左心房の血液の循環を "**肺循環**" といいます

2 血管で理解しておきたいポイント

　どうして，血液が全身に酸素を送っているかというと，活動するためのエネルギー（ATP）をつくり出すためです．しかし，活動するエネルギー（ATP）をつくり出すときに，**二酸化炭素**という，いわばゴミが出ます．

　血液にはさまざまな役割がありますが，その1つとして，**全身の組織や細胞に，活動するためのエネルギー（ATP）の材料である"酸素"を送り，そのエネルギー（ATP）をつくる過程で生じた"二酸化炭素"を回収**することがあります．

　ここでのポイントは「**動脈と動脈血**」「**静脈と静脈血**」の違いです．

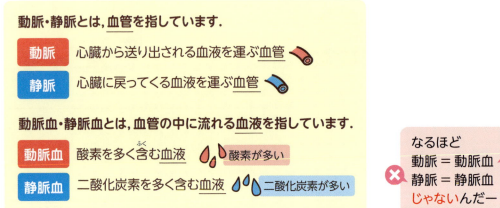

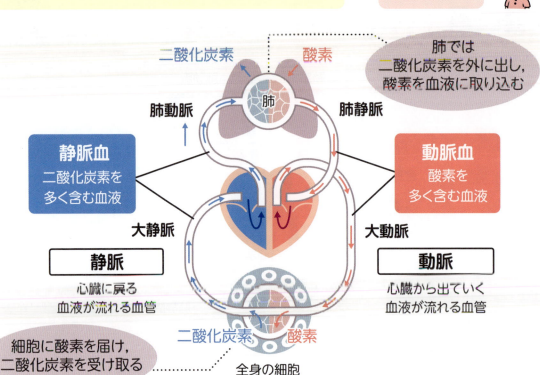

82

理科

練習問題

下記は心臓の模式図である．それぞれの【血管の種類】が動脈なのか静脈なのか，どちらかを選びましょう．さらに，血管内を流れる【血液の種類】が動脈血なのか静脈血なのか？正しい方を〇で囲みましょう．

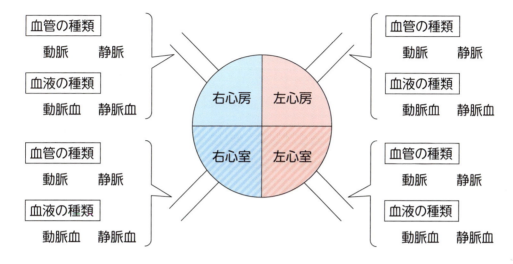

＊解答は下の表で確認しましょう．

左心房に入る静脈には動脈血が流れているところ

右心室から出ていく動脈には静脈血が流れているところ

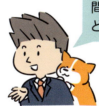
間違えやすいところがどこかわかるかな？

練習問題（p83）の解答

右心房	【血管の種類】→静脈	【血液の種類】→静脈血
右心室	【血管の種類】→動脈	【血液の種類】→静脈血
左心房	【血管の種類】→静脈	【血液の種類】→動脈血
左心室	【血管の種類】→動脈	【血液の種類】→動脈血

3）呼吸器系

　前のページで酸素と二酸化炭素について触れましたが，酸素を血管内（血液中）に取り込み，血管内（血液中）の二酸化炭素を外に出す働きをしているのが，呼吸器系です．
　呼吸器系は，**酸素の取り込みと二酸化炭素の排出を行う"肺"**と，その**酸素と二酸化炭素の通り道である"気道"**を指します．

肺で"酸素（O_2）"を取り込み，"二酸化炭素（CO_2）"を排出する．

➡このことを，呼吸やガス交換といいます．

＊ガス交換は聞きなれない言葉でしょうが，これからの学習には頻出します．

一般の人は呼吸といったら，"酸素を取り込む"のみ思い浮かべる人が多いでしょうが，"二酸化炭素を排出する"も含めて"呼吸"だと認識しましょう．

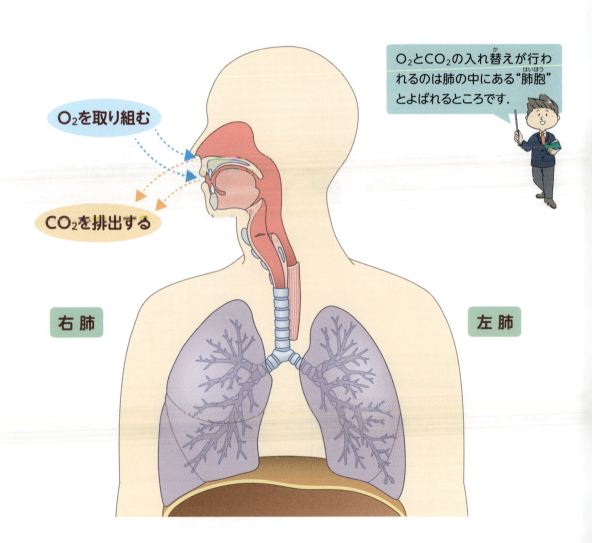

4）血液

　下の図のように，血管を流れる血液には，"血漿（けっしょう）"という液体に，赤血球，白血球，血小板が混ざっています．
　赤い赤血球が最も多くを占めるので血液は赤く見えます．
　確認しておきたいのは，それぞれの役割です．

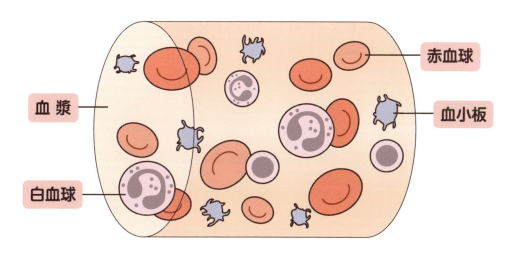

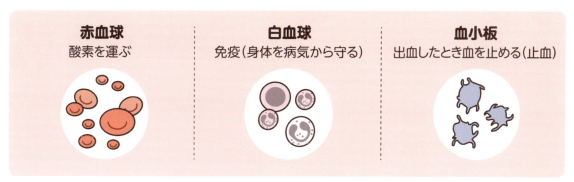

血漿 … 血液の液体成分（多くは水分）
＊血漿中には，蛋白質や糖質などの栄養素，また，ナトリウムやカリウムなどの電解質が溶けています．

血液を分離すると血漿と血球に分かれるよ

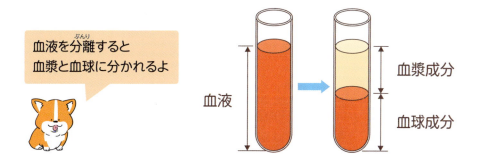

5）消化器系

　ヒトは，食物を食べて食物を分解し，そこから吸収した栄養素を，活動するためのエネルギー（ATP）に変換し，あらゆる活動を行っています．ATPは"生命のエネルギー通貨"ともよばれ，ATPなくして私たちは生命をつないでいくことができません．
　＊酸素だけではATPはつくれず，栄養（ブドウ糖．別名：グルコース）も必要となります．

**食物を分解して・栄養を吸収する過程を，消化とよび，
それにかかわる部分を「消化器系」といいます．**

1 消化器系の全体像

　消化器系には下図のような臓器があります．中学校までに学習したはずです．

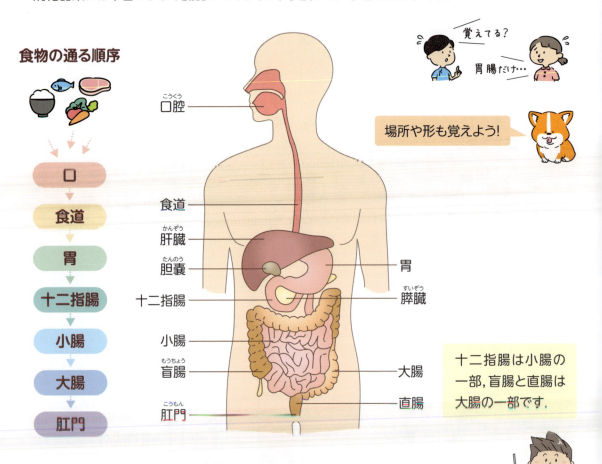

肝臓や膵臓は食物の通り道ではないですが，消化にかかわっているので，消化器系に分類されます．

2 三大栄養素の働き

　さて，ここまで，"栄養"と"栄養素"を区別せずにお伝えしてきましたが，"栄養"とは，栄養素を取り入れて身体を形づくったり養ったりすることを意味し，"栄養素"とは，食物の中に含まれる栄養成分を意味しています（深い意味にはこだわらなくて大丈夫です）．

　栄養素はたくさんあり，今後，学習が進むといろいろ登場してきますが，まずは大枠を理解しておくために，三大栄養素について，簡単に振り返りましょう．

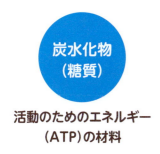
活動のためのエネルギー
（ATP）の材料

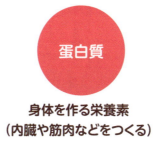
身体を作る栄養素
（内臓や筋肉などをつくる）

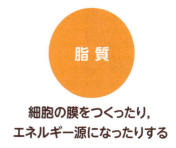
細胞の膜をつくったり，
エネルギー源になったりする

3 消化酵素

　ヒトは，食べた物がすぐ簡単に栄養素として体内に吸収できるようにはなっていません．炭水化物も炭水化物のままでは吸収できず，蛋白質も蛋白質のままでは吸収できず，脂質も脂質のままでは吸収できません．

　それぞれ，吸収できる形まで，体内で分解する必要があるのです．その過程で活躍するのが"消化酵素"です．

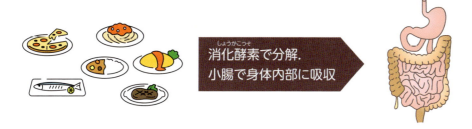

消化酵素の働きをイメージすると下図のようになります．

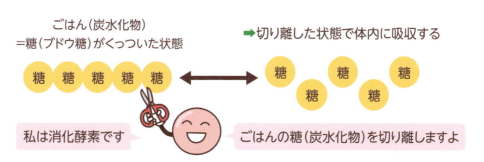

中学までに学習した消化酵素は数種類でしたが，食物を消化・吸収しきるには，もっと多くの消化酵素が身体の中で活躍します．看護学校で消化酵素について学び始めると，けっこう複雑で，看護学生が苦手とする部分になるようです．中学までに習った消化酵素をまとめておきましたので，いまのうちに，ベースとなる基本的な知識をしっかり身につけておきましょう．

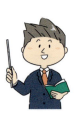

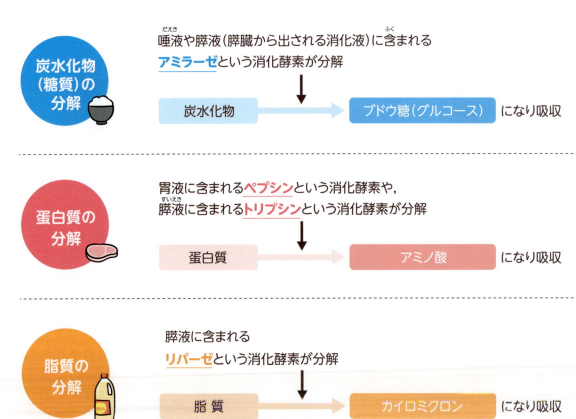

練習問題

(1) 炭水化物を消化する消化酵素は何ですか？　（　　　　　　　）
(2) 蛋白質を消化する消化酵素は何ですか？　（　　　　　　　）
(3) 脂質を消化する消化酵素は何ですか？　（　　　　　　　）

＊解答は上の図で確認しましょう．

6）腎臓

腎臓という臓器の名前を知っている人は多いと思います．
では，腎臓の働きは何でしょうか？というと，「…何だっけ？」という方もいるかもしれません．

中学校で習ったことは，次の内容だったのではないでしょうか．
　①血液中の不要物をろ過して尿として体外に排出する．
　②血液の塩分濃度を調整する．

　①に関しては，このような認識でよいですが，②に関しては，看護を勉強するうえでは，この認識であると不足が生じてしまうため，もう少しだけ詳しくご説明します．

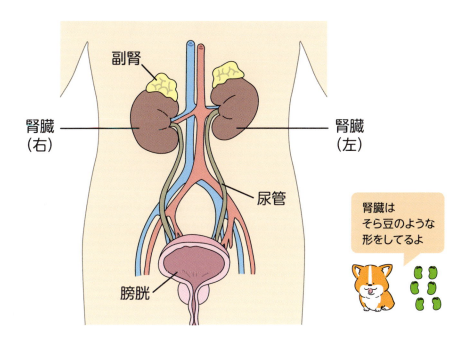

腎臓は電解質や水分量を調整する

　"腎臓は塩分濃度を調整する"という認識では何が不足なのでしょうか．"食塩"の約40％は，"ナトリウム（Na）"という物質です．68ページでお伝えしたナトリウム（Na）のことであり，ヒトの身体に必要不可欠なものです．Naは，電解質（イオン）のかたちで私たちの身体に存在しています．つまり，ナトリウムイオン（Na^+）として存在します．

　この"ナトリウムイオン（Na^+）"と"水"は仲良しであり，体内にNa^+が多いと，体内の水分が多くなり，体内にNa^+が少ないと，体内の水分も少なくなります．つまり，腎臓は，Na^+の濃度を調整することで，体内の水分量の調整も行っているのです．

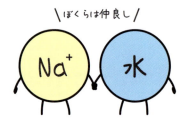

　腎臓は，ナトリウム以外にも，多くの電解質の濃度を調整し，正常に保っています．よって，腎臓の働きは，下記のように理解しておくとよいと思います．

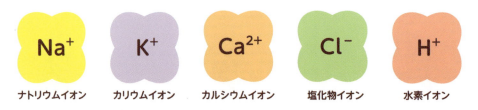

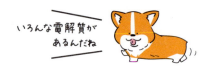

腎臓の働き
① 血液中の不要物をろ過して尿として体外に排出する．
② 血液中の電解質や水分量を調整する．

腎臓が調節している電解質には多くの種類があります．これらの電解質が一定の濃度に保たれていないと，生命を維持することができません．"生体恒常性（ホメオスタシス）"とよばれる人体のシステムには，多くの器官がかかわっていますが，腎臓もまた，大事な役割をになっています．

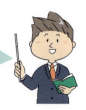

※生体恒常性（ホメオスタシス）とは，どのような条件下であっても，身体内部の環境を一定に保つシステムです．

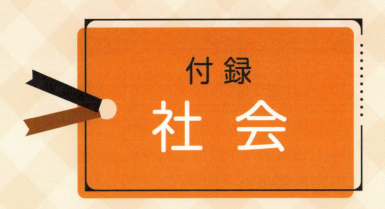

付録
社会

◆**基本的人権**について確認しよう

◆**社会保障制度**について考えてみよう

◆**少子高齢化**(しょうしこうれいか)について考えてみよう

看護を学習するうえで押さえておきたい「社会」とは

　社会と聞くと，歴史や地理を思い浮かべる人が多いと思いますが，看護で必要となる社会の知識は，中学3年生のときに学んだ**「公民（現代社会）」**の学習内容です．実際に，看護師国家試験では次のような問題が出題されています．

日本国憲法第25条で定められているのはどれか．

1. 国民の平等性
2. 国民の生存権
3. 国民の教育を受ける権利
4. 国及び公共団体の賠償責任

（第104回看護師国家試験午後35より引用）

　中学校では，"日本国憲法第25条には，国民の生存権が明記されている"と学習したはずです．看護学校に入学したら，新しいことも当然学びますが，このような中学校までに習った知識を再確認する場面が出てきます．看護学校で学ぶことは非常に多いので，負担を減らす意味でも，いま振り返れるものは，ここでおさらいをして覚えてしまいましょう．

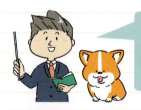

社会では覚えるポイントを色文字で示しています．文章で覚えるのは難しいですから，的を絞って学習を進めてみるとよいでしょう．

生存権かぁ…習ったね

憲法も国試に出るんだね

付録
社会

基本的人権
について確認しよう

基本的人権とは，人間が生まれながらにもっている権利で，誰も"侵すことができない永久の権利"であるとされています．

基本的人権は，次の5つの種類に分けることができます．

- ●**平等権** … 個人として尊重され，平等な扱いを受ける権利
- ●**自由権** … 思想や表現，移動など個人の自由を保障する権利
- ●**社会権** … 人間らしい生活を営む権利
- ●**参政権** … 政治に参加できる権利
- ●**請求権** … 国や地方公共団体に人権を保障する申し立てを行う権利

ここでは看護で扱う，平等権と社会権について学習します．

平等権

平等権（個人として尊重され，平等な扱いを受ける権利）については，**日本国憲法第14条**に規定されています．

【日本国憲法第14条】

すべて国民は，法の下に平等であって，人種，信条，性別，社会的身分又は門地により，政治的，経済的又は社会的関係において，差別されない．

つまり，「日本国民はみんな平等だよ」と言っているわけですが，この考え方が土台となり，日本の社会福祉制度が築かれ，「**障害者基本法**」などの法律が制定されています．

【障害者基本法第１条（一部抜粋）】

この法律は，全ての国民が，障害の有無にかかわらず，等しく基本的人権を享有するかけがえのない個人として尊重されるものであるとの理念にのっとり…

障害者基本法には，**ノーマライゼーションの理念**や，**バリアフリーの必要性**がうたわれています．

ノーマライゼーションとは…
　「**障害のある者が障害のない者と同等に生活し活動する社会を目指す理念**」[1)]であると厚生労働省は定義しています．つまり，障害者など社会的弱者とみなされがちな人たちを，差別したり排除したりすることなく，誰もが平等に暮らせる社会をめざしましょう，という考え方です．

バリアフリーとは…
　総務省によると，「**障害のある人が社会生活をしていくうえで障壁（バリア）となるものを除去**するという意味で，もともと住宅建築用語で登場し，段差等の物理的障壁の除去をいうことが多いが，より広く障害者の社会参加を困難にしている**社会的，制度的，心理的なすべての障壁の除去**という意味でも用いられる」[2)]とされています．つまり，障害がある人でも暮らしやすいように，道の段差などの物理的なバリアも，心の中や社会制度などのバリアも，すべてをなくしてフリーにしていきましょう，という考え方です．

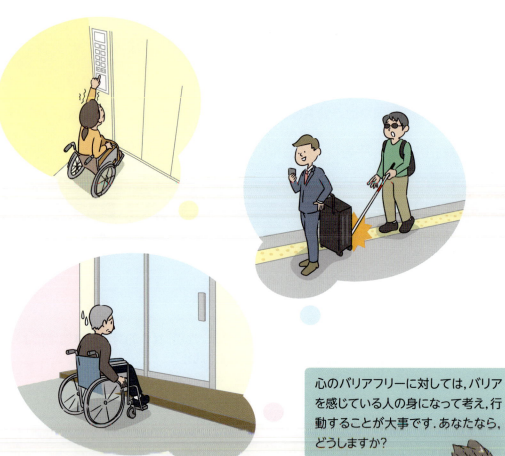

心のバリアフリーに対しては，バリアを感じている人の身になって考え，行動することが大事です．あなたなら，どうしますか？

（イラスト：政府広報オンラインHP「知っていますか？街の中のバリアフリーと心のバリアフリー」
https://www.gov-online.go.jp/useful/article/201812/1.htmlを参考に作成）

社会権

社会権とは，"人間らしい生活を営む権利"とお伝えしましたが，細かく分けると，「**生存権**」「**教育を受ける権利**」「**勤労の権利**」「**労働基本権**」の4つになります．ここでの学習ポイントは生存権です．**生存権**は**日本国憲法第25条**で保障されています．

【日本国憲法第25条】

> 1. すべて国民は，健康で文化的な最低限度の生活を営む権利を有する．
> 2. 国は，すべての生活部面について，社会福祉，社会保障及び公衆衛生の向上及び増進に努めなければならない．

この条文により，国は福祉の充実，社会保障制度や公衆衛生の整備をする義務があるとされ，さまざまな法整備が行われています．

生存権に関するものは国家試験にもときどき出てくるよ

+α "法のピラミッド"を確認しよう！

- 法体系は，国の最高法規である「日本国憲法」を頂点としたピラミッドで表すことができます．
- 憲法を実現するため，国会の議決を経て制定されるのが「法律」です．刑法や民法があります．
- さらにそれを補完するものとして，「政令」や「省令」があります．政令は内閣が制定し，省令は各省の大臣が制定します．厚生労働省令などです．
- それぞれの地域自治体が定める地方の規範には，「規則」や「条例」があります．
- 原則として，上位の法に違反する法は定めることができません．

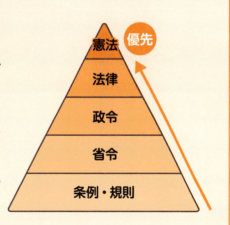

それでは次に社会保障制度について学習していきましょう．

社会保障制度
について考えてみよう

　厚生労働省によると，「社会保障制度は，国民の"安心"や生活の"安定"を支えるセーフティネットです．"社会保険"，"社会福祉"，"公的扶助"，"保健医療・公衆衛生"からなり，子どもから子育て世代，お年寄りまで，すべての人々の生活を生涯にわたって支えるものです」[3]と定義されています．

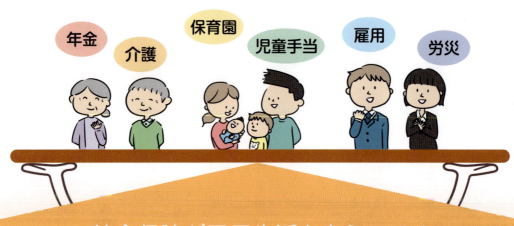

社会保険（医療保険）

社会保険は，**医療保険**，**介護保険**，**年金保険**，**雇用保険**，**労働者災害補償保険（労災保険）**の5つに分類することができます．看護師の職業に直結する医療保険から確認していきましょう．

医療保険は，日本国民全員が加入する制度です．これを"**国民皆保険制度**"といいます．

医療保険のしくみは下図のようになっています．

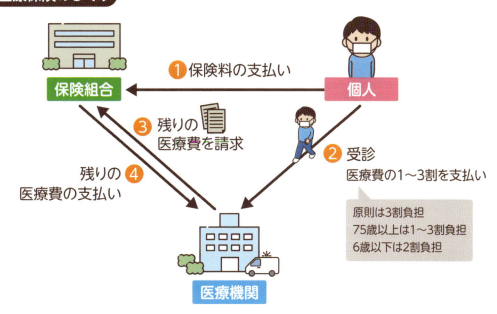

この医療保険のしくみがないと，常に高額な医療費が発生してしまいます．

日本に，この医療保険のしくみ，国民皆保険制度があるおかげで，医療機関にかかったときの自費の出費が少ない負担金ですむのです．病気であったり，病気を疑ったときに，ためらわず病院を受診することができる制度であり，まさに社会の"セーフティネット"というわけです．

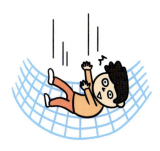

社会福祉

「福祉」は，誰もが幸せな生活をおくることができる社会をめざして行われます．とくに，社会的ハンデキャップを受けやすい子どもや高齢者などに向けて，社会が働きかけることを「社会福祉」といいます．社会福祉は大きく4つに分類されます．

- ●児童福祉 … 子どもに対して行う福祉政策．児童相談所の設置などがこれにあたります．
- ●母子・父子福祉 … 母子家庭や父子家庭に向けて行う福祉サービスを指します．
- ●高齢者福祉 … 高齢者に対する福祉政策．介護予防の福祉サービスなどがこれにあたります．
- ●障害者福祉 … ノーマライゼーションの理念に沿って，障害者の福祉を実現していく政策を指します．

公的扶助

「公的扶助」は聞きなれない言葉でしょうが，「生活保護」といえば聞いたことがある方も多いと思います．
"扶助"とは助けるという意味であり，公的扶助とは，"行政が生活を助ける"ということです．病気やケガ，障害などの理由により，働きたくても働けないときに，生活保護の制度を活用することができます．

保健医療・公衆衛生

公衆衛生とは，地域の人々の健康を保持・増進するための社会的取り組みをいいます．

公衆衛生と似た言葉で"保健"がありますが，これは"健康を保つ"という意味です．

地域全体の公衆衛生・保健を行っている機関は「保健所」であり，個人に向けての保健活動を行っている機関は「市町村保健センター」です．

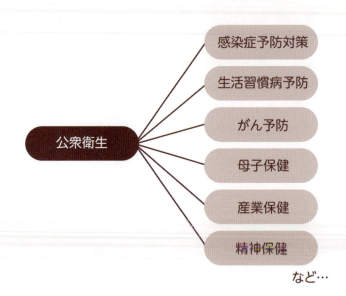

少子高齢化社会
について考えてみよう

　少子高齢化社会とは、「少子＝子どもがすくなくなる」「高齢化＝お年寄りの方が増える」社会という意味です．

　現在，15歳〜49歳の女性が一生に産む子どもの人数（**合計特殊出生率**といいます）は，**1.3〜1.4人**となっています．子どもを授かるためには男性・女性2人の力が必要なので，2人から産まれる子どもが1.3〜1.4人と考えることもできます．つまり，少子化が起こっていることがわかります．

　また，高齢者とは，統計上65歳以上の方を指し，国民全体に占める**高齢者の割合**が21％を超えると超高齢社会といわれます．現在，日本における高齢者の割合は**約30％**となっており，まさしく超高齢社会であるということができます．

日本の人口の推移

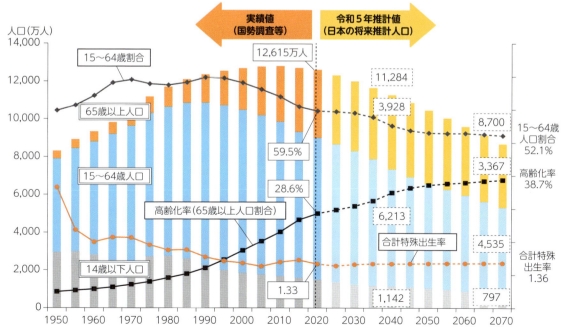

（出所）2020年までの人口は総務省「国勢調査」，合計特殊出生率は厚生労働省「人口動態統計」，
2025年以降は国立社会保障・人口問題研究所「日本の将来推計人口（令和5年推計）」（出生中位（死亡中位）推計）

少子高齢化社会で生じる問題

　元気に働いている高齢者も多数いますが，年金保険で生計を立てている高齢者も多数存在します．また，医療を必要とする高齢者も多く，そのため医療保険を使用する機会が増えます．さらには，介護が必要な方もたくさんいるので，介護保険が活用されます．先に述べたとおり，年金保険・医療保険・介護保険はともに社会保障制度であり，その財源は，労働者の保険料であったり，税金で賄われたりしています．

「平成10年には現役4.2人で1人の高齢者を支えていたものが，令和4年には2.1人で1人となっている」4)と言われており，少子高齢化が進むと，さらに少ない現役人数で高齢者1人を支えることになります．

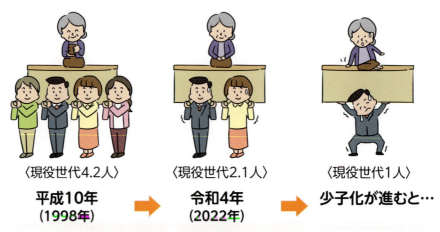

〈現役世代4.2人〉　　〈現役世代2.1人〉　　〈現役世代1人〉
平成10年　　　　　**令和4年**　　　　　**少子化が進むと…**
（1998年）　　　　**（2022年）**

　つまり，このまま少子化が進んでいくと，社会保障制度が成り立たない時代が訪れてしまうかもしれません．

少子化対策

現在，政府は少子化対策として次のようなことを行っています．

- ●子ども家庭庁の創設 … 「こどもまんなか社会」の実現に向けて，こども政策の司令塔となる組織
- ●子育ての経済的支援 … 高等教育の負担軽減や出産費用の負担軽減などを行う．
- ●すべての子ども・子育て世帯を対象とする支援の拡充 … 切れ目のない支援の提供
- ●共働き・共育ての推進 … 男性の育児休業取得率UPなどで働きながらの子育てを応援
- ●安定財源の確保と予算倍増 … 子ども家庭庁の予算を倍増することを目指す．

高齢者への支援

　人間は誰しも，医療や介護が必要となるときがきます．超高齢化社会では，その医療や介護の需要が増大します．そのとき，可能なかぎり住み慣れた地域で，自分らしい人生を最後まで続けられるよう，高齢者の尊厳と自立を支援していくために立ち上げられた社会システムを「**地域包括ケアシステム**」といいます．

　具体的な政策の1つに，市町村が設置する「**地域包括支援センター**」があります．地域包括支援センターでは，地域に住む高齢者の生活をサポートするための相談や介護予防事業が行われています．

少子高齢化対策は日本の大きな課題であり，今後も新たな政策や施策が行われると想像できます．看護学生，看護師になってからも社会の動向を注視し，常に最新の情報をキャッチして，子どもや親・高齢者とのかかわりをもつことが必要となります．

〈引用・参考文献〉

1）厚生労働省社会・援護局障害保健福祉部企画課　身体障害者ケアガイドライン〜地域生活を支援するために〜2002
　　https://www.mhlw.go.jp/topics/2002/04/tp0419-3.html より2024年5月21日閲覧
2）総務省　バリアフリーとユニバーサルデザイン
　　https://www.soumu.go.jp/main_content/000546194.pdf より2024年5月21日閲覧
3）厚生労働省　社会保障とは何か
　　https://www.mhlw.go.jp/stf/newpage_21479.html より2024年5月21日閲覧
4）国民衛生の動向・厚生の指標　増刊・第70号9号：項13〜14, 2023年

索引

数字・欧文

2価鉄イオン	68
3価鉄イオン	68
ATP	79,82,86,87
Ca	68
Ca^{2+}	68,90
cc	45
Cl	68
Cl^-	68,90
CO_2	66,68,84
DNA	79
Example	28
Fe	68
Fe^{2+}	68
Fe^{3+}	68
g	42
H	67,68
H^+	68,70,90
H_2O	67,68
HCO_3^-	68
HPO_4^{2-}	68
K	68
K^+	68,90
kg	42
kL	42
km	42
L	42
m	42
Mg	68
mg	42
Mg^{2+}	68
mg/mL	45
mL	42
mL/kg/日	45
mm	42
Na	68,89
Na^+	68,89
ng	42
nm	42
O	67
O_2	66,68,84
OH^-	68,70
P	68
pH	69,70
Point	28
PREP法	28
Reason	28
Room Air	71
YWT法	26,27
μg	42
μm	42

あ行

圧痕	12
アミノ酸	88
アミラーゼ	88
アルカリ性	69,70
アルブミン	74
安定財源	100
胃	86
イオン	67,89
易感染	12
閾値	9
育児休業取得率	100
医療扶助	96
医療保険	96,97,100
陰圧	72,75,76
陰イオン	67
因子	11
右心室	81,83
右心房	81,83
運搬	9
栄養	80
栄養素	86
腋窩	10
液体の量	42
壊死	11
壊疽	11
塩化物イオン	68,90
塩基性	70
円周率	25
塩素	68
塩分濃度	89
悪寒	12
悪心	12
重さ	42
オリエンテーション	13
音読み	12

か行

外顆	10
開口	9
介護保険	96,97,100
介護予防事業	101
咳嗽	12
ガイダンス	13
潰瘍	11
カイロミクロン	88
化学	67
化学式	67
可逆	11
核	78,79
拡散	72,73,75
喀痰	12
掛け算	36
かさ	42
過剰	11
ガス交換	66,84
痂皮	12
カリウム	68,85
カリウムイオン	68,90
カルシウム	68
カルシウムイオン	68,90
寛解	11
看護雑誌	24
感受性	12
冠状動脈	7
感染症対策	96
感染症予防対策	98
肝臓	86
含嗽	13
嵌頓	11
がん予防	98
記憶のメカニズム	25
器官	86
起坐位	13
機序	11
吃逆	12
拮抗	9
気道	84
機能	9
基本的人権	91,93
急性	11
教育扶助	96
教育を受ける権利	95
仰臥位	13
凝固	9
狭窄	9
強酸性	70
狭心症	6,7
虚血	11
距離	57
禁忌	12
勤労の権利	95
空気	71
くもわ	47,48,53
比べる数値	53
繰り返し学習	25
グルコース	86,88
クロール	68
クロルヘキシジングルコン酸塩	52
訓読み	12
計算ミス	35,37
血液	80,82,83,85
血管	80,82,83
血球	85
血漿	85
血小板	85
欠乏	11
血流	85
現役世代	100
顕在	13
原子記号	67
元素記号	67
倦怠感	12
現代社会	92
憲法	95
語彙力	8
公害対策	96
口渇	13
口腔	86
合計特殊出生率	99
公衆衛生	96,98
亢進	9
構造	9
梗塞	11
公的扶助	96,98
公民	92
肛門	86
高齢者	99
高齢者福祉	96,98
誤嚥	13
呼吸	84
呼吸器系	84
呼吸のメカニズム	66
国民皆保険制度	97
心のバリアフリー	94
子育て	100
国家試験	3,37
こども家庭庁	100
こどもまんなか社会	100
雇用保険	96,97
ゴルジ装置	79
ゴルジ体	78,79
根拠	13
混濁	12

さ行

再燃	11
細胞	78
細胞小器官	79
左心室	81,83
左心房	81,83
嗄声	12
作用点	77
産業保健	98
参考書	24
産生	9
酸性	69,70
参政権	93
酸素	66,68,71,80,82,84
―濃度	71
―の割合	71
酸素療法	71
三大栄養素	87
弛緩	9
時間	57,58
時間の変換	45
止血	85
脂質	87,88
四捨五入	41
事前学習	20
市町村保健センター	98
失神	12
失調	9
支点	77
児童福祉	96,98
社会権	93,95
社会的ハンディキャップ	98
社会福祉	96,98
社会保険	96,97
社会保障制度	91,96
弱アルカリ性	70
弱酸性	70
遮断	9
自由権	93

収縮 ……………… 9	増悪 …………………… 11	ノーマライゼーション……… 94	慢性 …………………… 11
住宅扶助 …………… 96	相談 …………………… 28		水 ……………………… 68
十二指腸 …………… 86	掻痒感 ………………… 12	**は行**	道のり ………… 57,59
絨毛 ………………… 9	阻害 …………………… 11	パーセント ……… 46,47	ミトコンドリア ……… 78,79
腫脹 ………………… 12	側臥位 ………………… 13	パーセント濃度 ……… 53	みはじ ………………… 57
循環器系 …………… 80	促進 …………………… 9	肺 ……………………… 84	免疫 …………………… 85
漿液 ………………… 9	咀嚼 …………………… 13	廃棄物処理 …………… 96	盲腸 …………………… 86
障害者基本法 ……… 93		肺循環 ………………… 81	目的 …………………… 13
障害者福祉 …… 96,98	**た行**	背面 …………………… 9	目標 …………………… 13
消化器系 …………… 86	大気 …………………… 71	拍動 …………………… 9	もとの数値 …………… 53
消化酵素 ……… 87,88	体循環 ………………… 81	破綻 …………………… 11	ももたろう ……… 21,22
上下水道整備 ……… 96	対象 …………………… 13	白血球 ………………… 85	モル濃度 ……………… 50
少子化 ……………… 99	代償 …………………… 11	白血病 ………… 22,23	
少子化対策 ………… 100	大腸 …………………… 86	速さ …………… 57,58	**や行**
少子高齢化 ………… 91	足し算 ………………… 35	バリア ………………… 94	陽圧 ………… 72,75,76
少子高齢化社会 …… 99	単位 ………… 42,58,59	バリアフリー ………… 94	陽イオン ……………… 67
小数 …………… 35,47	単位変換 ……… 42,43	半透膜 ………………… 74	要項 …………………… 13
小数点 ………… 35,36	炭酸水素イオン ……… 68	引き算 ………………… 35	容積 …………………… 42
小腸 ………………… 86	炭水化物 ……… 87,88	肥厚 …………………… 11	要約 …… 20,21,23,25
障壁 ………………… 94	胆嚢 …………………… 86	非代償 ………………… 11	要約のコツ …………… 21
静脈 …………… 82,83	蛋白質 ……… 79,87,88	筆算 …………………… 35	抑制 …………………… 9
静脈系 ……………… 80	地域包括ケアシステム … 101	必須 …………………… 9	予算倍増 ……………… 100
静脈血 ………… 82,83	地域包括支援センター … 101	非特異的 ……………… 11	
省令 ………………… 95	窒素 …………………… 71	ヒトの生体反応 ……… 66	**ら行**
条例・規則 ………… 95	中枢 …………………… 9	比の計算 ……………… 62	力点 …………………… 77
褥瘡 ………………… 13	中性 …………… 69,70	びまん ………………… 11	リソソーム ……… 78,79
触知 ………………… 9	徴候 …………………… 11	百分率 ………… 46,47	リトマス試験紙 ……… 68
食道 ………………… 86	超高齢社会 …………… 99	病態 …………………… 11	リフレクション ……… 26
心筋梗塞 …………… 6,7	貼付 …………………… 13	平等権 ………………… 93	リボソーム ……… 78,79
人口の推移 ………… 99	直腸 …………………… 86	びらん ………………… 11	留意点 ………………… 13
心臓 …………… 80,81	低下 …………………… 9	比例式 ………………… 62	流涎 …………………… 12
腎臓 ……… 15,16,89	てこの原理 ……… 72,76	不可逆 ………………… 11	流入 …………………… 9
浸透 ……… 72,74,75	鉄 ……………………… 68	副腎 …………………… 89	リン …………………… 68
水酸化物イオン … 68,70	電解質 ……… 67,85,89	浮腫 …………………… 12	リン酸イオン ………… 68
水素 ………………… 68	透過性 ………………… 9	不全 …………………… 11	倫理 …………………… 13
水素イオン …… 68,70,90	糖質 …………………… 87	ブドウ糖 ……… 86,88	涙腺 …………………… 10
膵臓 ………………… 86	疼痛 …………………… 12	振り返り ……………… 26	ルームエアー ………… 71
出納 ………………… 9	動脈 …………… 82,83	フレームワーク … 26,28	レポート ……… 20,24
水分量 ……………… 89	動脈系 ………………… 80	分泌 …………………… 9	連絡 …………………… 28
水疱 ………………… 12	動脈血 ………… 82,83	閉塞 …………………… 11	労災保険 ……… 96,97
生活習慣病 ………… 98	特異的 ………………… 11	ペプシン ……………… 88	労働基本権 …………… 95
生活扶助 …………… 96	怒張 …………………… 12	片麻痺 ………………… 12	労働者災害補償保険 …… 97
生活保護 …………… 98	読解力 ………… 14,24	膀胱 …………………… 89	老廃物 ………………… 9
請求権 ……………… 93	塗布 …………………… 13	報告 …………………… 28	
清拭 ………………… 13	共育て ………………… 100	法のピラミッド ……… 95	**わ行**
脆弱 ………………… 9	共働き ………………… 100	法律 …………………… 95	割られる数 …………… 38
精神保健 …………… 98	トリプシン …………… 88	保健医療 ……… 96,98	割合 …………………… 53
生存権 ……………… 95		保健所 ………………… 98	割り算 ………………… 38
生体恒常性 ………… 90	**な行**	母子・父子福祉 … 96,98	割る数 ………………… 38
政令 ………………… 95	長さ …………………… 42	母子保健 ……………… 98	
セーフティネット …… 97	ナトリウム … 68,85,89	発疹 …………………… 12	
赤血球 ……………… 85	ナトリウムイオン … 68,89	発赤 …………………… 12	
接続詞 ……………… 14	二酸化炭素 … 66,68,71,82,84	ボディメカニクス … 76,77	
—順接の ………… 15	日本国憲法 …… 92,93,95	ホメオスタシス ……… 90	
—逆接の ………… 16	尿管 …………………… 89		
—言い換えの …… 17	粘液 …………………… 9	**ま行**	
—並列・追加の …… 18	年金保険 … 96,97,100	マグネシウム ………… 68	
—対比・選択の …… 19	粘稠度 ………………… 12	マグネシウムイオン …… 68	
潜在 ………………… 13	濃度 …………… 52,53	末梢 …………………… 9	

103

■著者プロフィール

太田浩史（合同会社Nゼミ代表・講師・看護師）

看護学校専任教員として勤務後,令和3年,看護学生・看護学校サポートを目的とした合同会社Nゼミを設立.多数の看護学校で専門基礎科目や専門科目の講義,国家試験対策を実施.基礎力の向上を重要視し,入学時における基礎講座や低学年向けの講座にも力を注ぎ取り組んでいる.

はじめよう! 看護学生ファーストブック
看護のための国語・計算・理科〈講義動画付き〉

| 2024年9月10日　　初版第1刷発行 |

著	太田浩史
発行人	小袋朋子
編集人	木下和治
発行所	株式会社Gakken
	〒141-8416 東京都品川区西五反田2-11-8
印　刷	TOPPAN株式会社
製　本	株式会社難波製本

●この本に関する各種お問い合わせ先
本の内容については,下記サイトのお問い合わせフォームよりお願いします.
https://www.corp-gakken.co.jp/contact/
在庫については　Tel 03-6431-1234（営業）
不良品（落丁,乱丁）については　Tel 0570-000577
　学研業務センター　〒354-0045 埼玉県入間郡三芳町上富279-1
上記以外のお問い合わせは　Tel 0570-056-710（学研グループ総合案内）

> 動画の配信期間は,最終刷の年月日から起算して3年間をめどとします.
> なお,動画に関するリポートは行っておりません.ご了承ください.

©H.Ota 2024 Printed in Japan
●ショメイ：ハジメヨウカンゴガクセイファーストブックカンゴノタメノコクゴケイサンリカコウギドウガツキ

本書の無断転載,複製,複写（コピー）,翻訳を禁じます.
本書に掲載する著作物の複製権・翻訳権・上映権・譲渡権・公衆送信権（送信可能化権を含む）は株式会社Gakkenが管理します.
本書を代行業者等の第三者に依頼してスキャンやデジタル化することは,たとえ個人や家庭内の利用であっても,著作権法上,認められておりません.

> 本書に記載されている内容は,出版時の最新情報に基づくとともに,臨床例をもとに正確かつ普遍化すべく,著者,編者,監修者,編集委員ならびに出版社それぞれが最善の努力をしております.しかし,本書の記載内容によりトラブルや損害,不測の事故等が生じた場合,著者,編者,監修者,編集委員ならびに出版社は,その責を負いかねます.
> また,本書に記載されている医薬品や機器等の使用にあたっては,常に最新の各々の添付文書(電子添文)や取り扱い説明書を参照のうえ,適応や使用方法等をご確認ください.
> 　　　　　　　　　　　　　　　　　　　　　　　　　　　株式会社Gakken

JCOPY 〈出版者著作権管理機構　委託出版物〉
本書の無断複写は著作権法上での例外を除き禁じられています.複写される場合は,そのつど事前に,出版者著作権管理機構(Tel 03-5244-5088, FAX 03-5244-5089, e-mail: info@jcopy.or.jp)の許諾を得てください.

学研グループの書籍・雑誌についての新刊情報・詳細情報は,下記をご覧ください.
学研出版サイト　https://hon.gakken.jp/